JN033688

Gelukkig Gezond!
Histories of Healthy Ageing

【図説】

# 老いと健康の文化史

西洋式養生訓のあゆみ

リナ・ノエフ *Rina Knoeff* ［編著］

森望 ［訳］

原書房

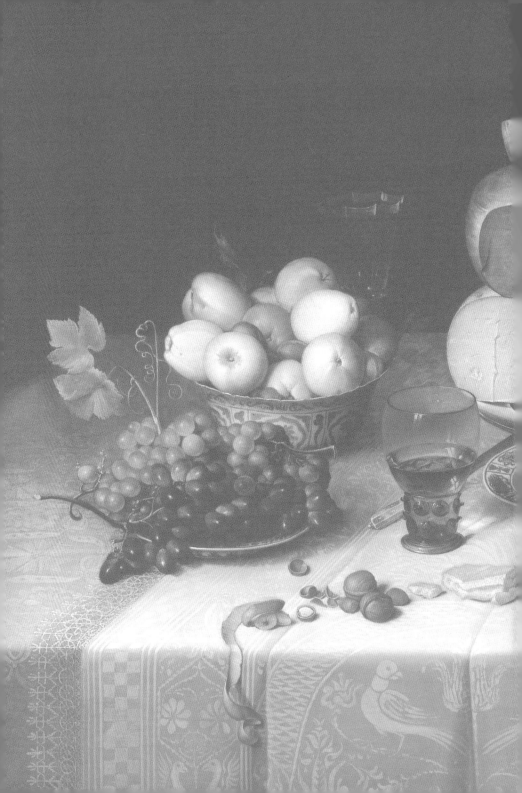

目 次

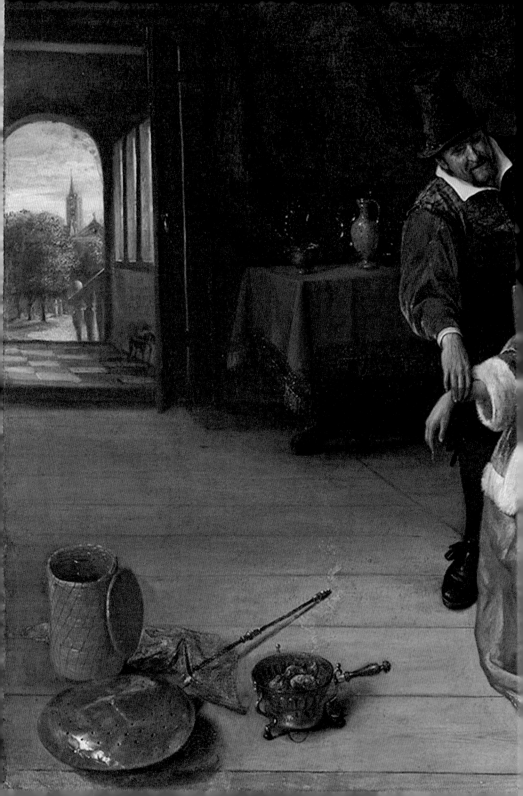

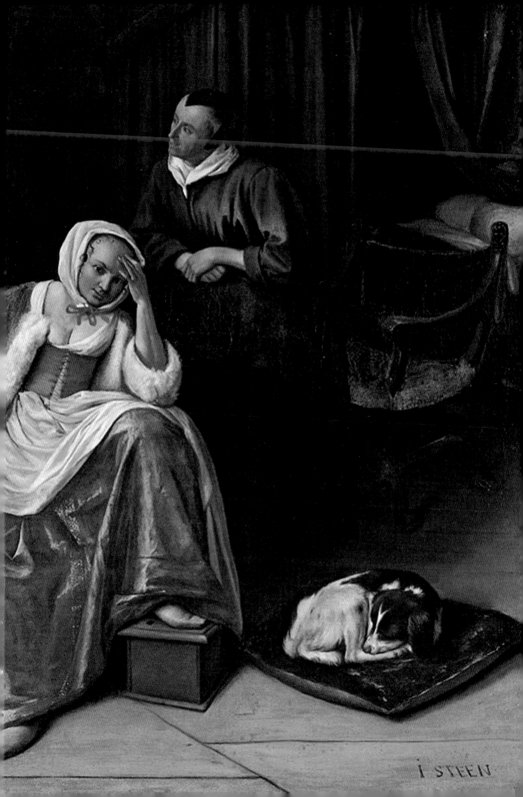

# まえがき

　最近、私たちは以前よりずいぶん自分たちの健康を気遣っているように思える。スポーツジムに頻繁に通い、健康にいいというスーパーフードを探し、パワーナップなどと言って短時間ですっと昼寝したり、瞑想にこもったりもする。風呂はちょっとしたウェルネスセンターのようだったり、広い緑の中にフレッシュエアーを求めたりもする。けれどこうしたことは現代的な風潮なのだろうか？　本書が示すのは、私たち人間は歴史上ずっと健康というものに執着し続けてきたということだ。何世紀もの間、健康は6つのライフスタイル要素と関連づけて理解されてきている。気象、食事、運動、睡眠パターン、デトックス、それと情緒バランスだ。本書はこれらの要素を歴史的に概観して、それらがどのように現代の健康志向へつながったかを考察するものである。

# 訳者まえがき

　私たち日本人は、いわゆる「蘭学」というものを知っている。医学の世界の人間でなくても、誰もが『解体新書』（1774年）のことを知っているだろう。江戸時代中期に、長崎の出島を通して入ってきたオランダからの書物が、豊前国中津藩の前野 良沢（1723〜1803年）と若狭国小浜藩の杉田玄白（1733〜1817年）によって、簡略版ながら日本語に訳されて出版された人体の解剖学書である。これをもって、西洋医学のエッセンスが初めて日本に知れ渡ったとされている。この『解体新書』の受容をもって、私たちは当時の日本人、あるいは江戸の庶民が、オランダの医学を知ったように思い込みがちなのだが、実はその『解体新書』にあるのは人体各部の臓器や骨格の名称とその相互関係くらいであって、当時のオランダの医療の状況については一切ふれられていない。しかも、もとはといえば、ドイツの医学者ヨハン・クルムス（Johann Adam Kulmus、1689〜1745年）の出版物をオランダのライデンにいた外科職人（外科医）のヘラルトス・ディクテン（Gerardus Dicten、1696頃〜1770年）がオランダ語に翻訳したもので、オリジナルではない。したがって、私たちは『解体新書』からは当時のオランダの医学については何も学べていないのである。
　一方で、私たちは江戸時代の『養生訓』（1712年）のこともよく知っている。当時の日本人、あるいは江戸の庶民の生き様に

対して、こうすれば健康になるというある種の指南書だった。その中には、食べ過ぎはいけない、いわゆる「腹八分目」の概念もあるのを聞いたことはあるだろう。筑前国福岡藩の儒学者だった貝原益軒（1630 〜 1714 年）によるものだ。いかにも健康長寿への心構えについて実践的に庶民にわかりやすく説かれている。こちらは東洋医学に基礎をおく健康への考え方のお手本となるものである。だが、すでに出島へ出入りしていたオランダ人、あるいはヨーロッパ人の当時の健康への考え方については『養生訓』からは何もわからない。それに類するオランダの書物、オランダの養生書には何があったのか、それはほとんど知られていない。当時のオランダやヨーロッパの人々がどういう健康観をもっていたか、あるいはどういう医療が施されていたのか、さらには当時の医学を先導していたオランダの医学者は誰だったのか、ほとんど何も知らないのである。

＊

　オランダの医学の中心はライデン大学にある。ネーデルラント連邦共和国のオランダ国の初代君主となったオラニエ公（ウィレム 1 世、1533 〜 1584 年）によって 1575 年に創設されている。この大学の解剖学は初代教授のピーテル・パウ（1564 〜 1617 年）によって始められたが、そこにはイタリアのパドヴァ大学の解剖教室を模して作られたテアトルム・アナトミクム（解剖学ホール）があった。オランダでの解剖学誕生の地で

ある。次いで、アムステルダムのデ・ワーグに似たような解剖学ホールができた。そこでの解剖の様子は画家のレンブラントも描いている。有名な『テュルプ博士の解剖学講義』である。この絵はかつてデ・ワーグの2階のアムステルダムの外科職人組合の幹部組合員室に飾られていたものだが、今はオランダのハーグのマウリッツハイス美術館の2階の中央の部屋に展示されている。

　日本ではあまり知られていないことだが、ライデン大学の次に歴史のある大学は実はアムステルダムではなく、オランダ北部の古都フローニンゲンの大学である。創設は1614年に遡る。最近では2016年のノーベル化学賞を受賞した有機合成のベルナルト・フェリンハらが輩出した歴史ある学問の府である。幕末期から明治初期にかけてはオランダ軍医が長崎に来て西洋医学の指導にあたったが、その初代、ポンペ・ファン・メーデルフォールト（Pompe van Meerdervoort、1829～1908年）、とその2代目のアントニウス・ボードウィン（Anthonius Franciscus Bauduin、1820～1885年）のあとに来日して今の大阪大学医学部の前身の大阪医学校で教鞭をとったクリスティアン・エルメレンス（Christiaan Jacob Ermerins、1841～1880年）がこの大学の出身で、1860年代に卒業している。

＊

　本書は、フローニンゲン大学の博物館で2017年から2018年

にかけて開催された企画展、Gelukkig Gezond! Histories of Healthy Ageing に合わせて、同大学の医学史の准教授だったリナ・ノエフが中心になって編集した一般向けの解説書の全訳である。この企画展は「健康長寿」についての考え方の歴史的変遷を、オランダ、フローニンゲンに重きをおきながらも、古代ギリシャ・ローマ時代からのヨーロッパ全体の学問的な動向とまた民衆の健康についての考え方の時代変遷を俯瞰した展覧会だった。

　昨今、日本でもアンチエイジング・ブームも含めて健康長寿への関心は高い。それは貝原益軒の養生訓にもつながる健康観である。上述のように、私たち日本人は西洋医学の知識を江戸

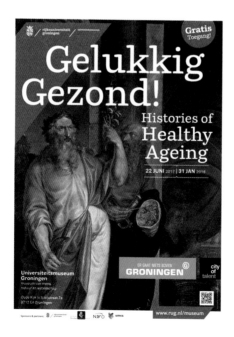

時代のオランダ医学から学んだと思い込みがちだが、実際には
そのオランダ医学たるものを何も知らなかった。本書には当時
のオランダの人たちが健康をどう考えていたか、健康長寿へ向
けて何に心がけていたか、それを指導したオランダの有力な医
学者は誰だったのか、それも含めて、欧州全体の健康医学の歴
史をたどり見ることができる。まさに当時のオランダ医学の実
態とあわせて、西洋の養生訓がここにある。

＊

　全体の章構成は以下の通り。まず、序章では本書の意図が手
短にとりまとめられている。導入はオランダ北部のフリースラ
ント地方で、日本でいえば幕末から明治の時代を生きた百寿
者、ヘアート・ブームハールトの話から始まる。北方の厳しい
気候の土地でも 110 歳まで生きた強者で、当時は歴史上の最
高齢者だった。西洋における健康観は、もとはといえばギリ
シャ・ローマ時代の医聖といわれるヒポクラテス（紀元前 460
〜 370 年）の教えである。当時の医療は養生を中心としたもの
で、健康を決める要素として 6 つの「ノンナチュラリア」とい
うものを重視した。ここではまずその 6 つの要素を列挙してい
るが、その 6 つが、とりもなおさず、序章に続く各章の内容に
なる。そこでは、西洋古来のヒポクラテスの健康思想のひとつ
ひとつの要素について、その後のほぼ 2000 年の歴史変遷を概
観しながら、意外にもその思想が、私たちの現代の生活の中に

も浸透している、そんなことを気づかせてもくれる。

　第1章は「気・水・地」、要は生活環境、住まう土地の風土について。第2章は「食べ物と飲み物」。第3章は「運動と休息」。第4章は「眠りと目覚め」。第5章は「保持と排泄」。そして、第6章は「情緒バランス」となっている。日本ではよく、「衣食足りて礼節を知る」という。きちんとした生活の基盤はここにあるのだが、それは第2章と第4章で議論される。生活基盤は「衣食住」ともいうが、その「住」に相当するのが第1章の議論である。健康には運動がつきものであることは論をまたない。それについての議論は第3章にある。歴史上最古の運動競技は、無論、古代オリンピックなのだが、興味深いことにヨーロッパ中世の騎士道にもその運動の要素があったことを気づかせてくれる。それがしだいに庶民の中ではゲームの要素を帯びるようになって、それがついには近代オリンピックの新しい競技へと進展していった。

　健康には身体と心の両面が必要だが、その心についての議論は本書の最後、第6章にある「情緒バランス」だが、人の心の奥底にある情動というものから解きほぐし、最近の関心事でもあるうつ病なども古い時代からあったことなども見えてくる。

　このように、まずは衣食住、そして身体と心、これが健康を考える5つの要素であるのはよくわかる。それに加えて、第5章には「保持と排泄」とある。これは飲食もからむのだが、それだけでなく母乳のこと、射精のことなども深く考察している。水分の出入りも大事で、それには尿や血液が関係してくる。こ

の中では特に 17 〜 18 世紀のオランダの医学で盛んに行われた「瀉血」についての話も興味深い。

　このように、西洋における養生についての考えを、そのもととなる各要素について歴史的に俯瞰しながら、現代の私たちの健康観へのつながりを見直させてくれる。ヨーロッパの歴史上、庶民への健康指南書、いわゆる養生書としてベストセラーになったのは何だったかとか、人間の老いについての学術書、つまり老年学を意識した最初の書物は何だったのか、そういうことにも思い至る。

＊

　本書の内容は以上のようなことだが、もうひとつ重要なのは、掲載されている古典的資料の面白さもある。たくさんの歴史的な絵画や書物を含め、一見して歴史的重要度の高いものや興味深いものが多い。これら資料を概観するだけでも西洋の健康意識の時代の流れを感じ取ることは十分にできる。全体を眺めながら、興味を引かれた図版のところからかいつまんで読んでみるのも面白いかもしれない。

　本書の原題は "Gelukkig Gezond!"。直訳すれば「健康長寿！」となるが、ここには健やかな老いを考える上で重要な歴史的なヒントがたくさんちりばめられている。健康長寿を追い求める上では、老化の科学的研究の最先端の知見も無論大事だが、長い歴史の中で人々が老いをどう考えてきたのか、与えられた環境

の中で生活をどう工夫して、何を大切にして生きてきたのか、学べることも多い。科学の新発見を知れば、それはワクワクする。その一方で、歴史を大きく俯瞰して考えてみると、なぜか不思議な安心感というか、安寧の心が芽生えてくる。科学も大事だが、歴史もまた大事だ。健康長寿やアンチエイジングに類する本が乱立する中にあって、本書はユニークな視点でそのことに気づかせてくれる貴重な一冊である。

# 用語集
（本書を読み進める上での重要なキーワード）


## ●食事（ディエテティカあるいはダイエット）

飲食だけに限らず、健康な生活に向けての「すべて」の視点での歴史的教義（中心的な考え方）のことをいう。


## ●ガレノス

エーゲ海に面したトルコ西部の古代都市ペルガモンから出たガレノス（Galenus、129頃〜200年）は、その後の医学へ最も影響力の強かった古代最大の医学者である。最もよく知られているのはガレノスによる体液と気質についての考え方である。それはヒポクラテスの著作の中から引用されたもので、健康と養生についてのガレノスの考え方の基本となるものであった。


## ●ヒポクラテス

ギリシャのコス島の出であるといわれる歴史上のヒポクラテスについては、私たちは実際のところ何も知らない。彼によって書かれたとされた著作物も実際には多くの著者によってできあがったものである。これらの著作物の思想の中心にあるのは、自然は最高の医師であるという考え方である。この考え方は今なおさまざまな視点からの伝統医療の中に生き続けている。

## ●体液気質（ヒュモールあるいはテンペラメント）

　人間の身体は４つの「体液」（血液、粘液［痰］、黄汁、黒汁）で構成されるとする考え方（教義）。これに加えて、寒、湿、暑、乾の４つの「質」を組み合わせると人間の気質（テンペラメント、つまり性格あるいは心身の状態）が決まる。健康なときは、この「体液」（あるいは「気」といってもよいかもしれない）と「質」とのバランスがとれた状態にある。

## ●ノンナチュラリア（またはノンナチュラルズ）

人の健康状態を左右する６つの環境要因。それらは

①　気、水、地
②　食べ物と飲み物
③　運動と休息
④　睡眠と目覚め
⑤　保持と排泄
⑥　情緒バランス

## ●前近代（プレモダン時代）

　1800 年以前の時代をさす。通常、始まりは古代とし、フランス革命（1789 年）をもって終わりとする。本書では、前近代時代は 19 世紀における近代的な病院や医療研究施設の開設の時期をもって終わったと考えている。

## ●養生（レジメン）

健康なライフスタイルへ向けて試みられる実践的な医療処方のこと

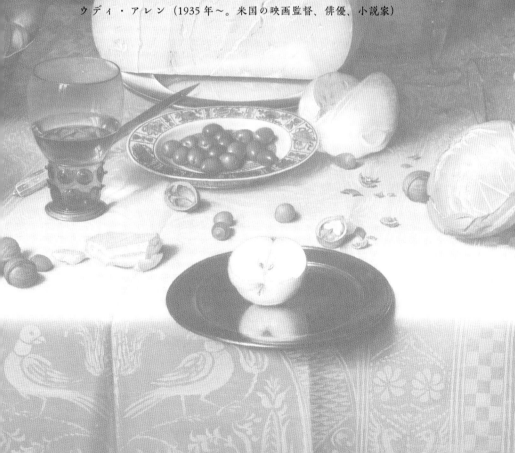

# 序　章

「仕事しながら不死身になるなんてまっぴらだ。
何とか死なずに長生きしたいのは山々なんだが」

ウディ・アレン（1935年〜。米国の映画監督、俳優、小説家）

　1899年2月3日、かつては漁船の船長だったフローニンゲンのヘアート・アドリアーンス・ブームハールト（Geet Adriaans Boomgaard）が110歳と135日で死んだ。この年齢をもって彼は歴史上最高齢の人となった（洗礼の記録［出生証明］と死亡届がある）。フローニンゲンの人々は何年ものあいだ、この栄誉ある市民がいったい何歳まで生き続けるのだろうかと興味津々だった。1927年8月9日の「ロッテルダム新聞」（1844年から1970年まで刊行された）にはこう書かれている。

「ちょっと悲しいことではあったが、毎年のように期待が膨らんでいった。ブームハールトの年齢だけでなくフローニンゲンの人々にとっても」

　フローニンゲンに長寿者が多いことはよく知られている。100歳と107歳の誕生日には、彼は写真に撮られて、その写真は国中を駆け巡った。エマ女王（Emma von Waldeck-Pyrmont、1858〜1934年。オランダ王兼ルクセンブルク大公であったウィレム3世の王妃で、大公の死後自ら王太后としてオランダの摂政となった人）でさえその写真のコピーをもっていたのだ。100歳を過ぎてからの誕生日には毎年、フローニンゲンの市長がブームハールト氏を訪問したのだが、その時にはいつも必ず「家の前でマーチングバンドの演奏」があったという。ブームハールトの長寿の秘密はいったい何だろう？

　ナポレオン遠征の大陸軍（1810年前後）に従軍したのは特別だったとしても、彼の人生はそれほど際立ったものではなかった。2度結婚して12人の子供がいるが、その子供らみなに先立

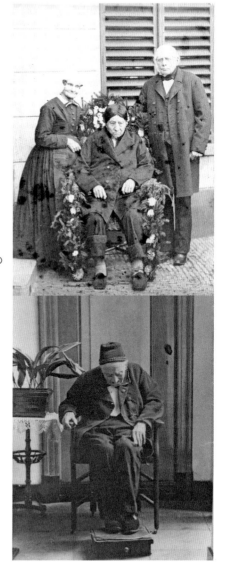

100 歳のブームハールト。96 歳の
弟と 98 歳の妹と一緒に。
(Beeldbank Groningen)

110 歳のブームハールト。
(Beeldbank Groningen)

たれてしまった。どうして長生きなのかと聞かれると、それは
いつもパイプを吸って、あとは決まって「10時に寝て、朝6時
に起きる」、そんな生活の結果だと言った。ブームハールトは
食べ物にはこだわりがあった。72歳の時にヤコブとアナのゲ
ストハウス──「ちょっとうまいものがある家」("lekkerbeetjes-
gasthuis")ともいわれた養老院──に移り住んだのだが、それは
ビスケットとコーヒー、ケーキ、ブランデーとクリームと、毎
日ワインをハーフボトル（飲めない人にはレモネード）をくれ
るからだった。

　ブームハールトで本書の序章を始めるにはふたつの理由があ
る。ひとつには昔の人は30歳をすぎて生きるなど無理だった
という考えを改めてもらうためだ。その頃以来平均寿命が延び
たのは事実だが、かなりの人が「超高齢」になったというのも
事実だ。聖書、これはもっとも権威ある歴史的書物とみられて
いるものだが、70歳　（スコア3つと10）を「人生の年月」と
し、80歳を「すこやか」としている（詩篇90章10節）。こう
した年齢があまり一般的ではないことは決してないことは、高
齢者や長寿の秘密についての歴史的な記録からいくつもの証拠
がある。ニコラス・シュミット（Nicolaas Smit）の詩、「百歳」
（1834年）もそのいい例だろうし、アムステルダム証券取引所
の小物屋にいた100歳の売り子だったカヴァレロの肖像画も、
また、103歳で子供を授かってその後108歳で亡くなった男に
ついて1754年に書かれた追悼記事も、さらにはジョン・シンク
レアの『健康と長寿の暗号』（*Code of Health and Longevity*、1807

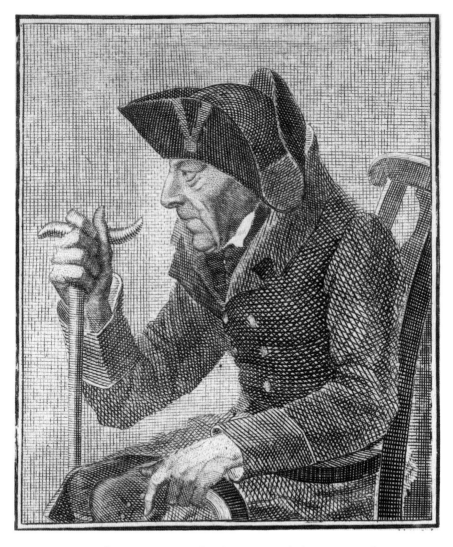

100 歳のニコラス・シュミット。　ヤン・ミシル・ディオニスィ、1834 年。
（アムステルダム国立博物館）

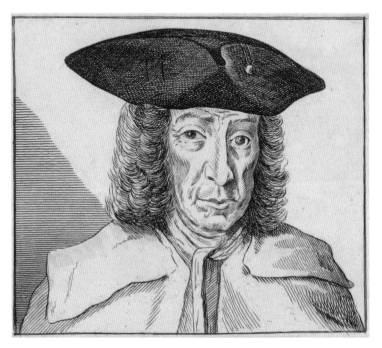

100 歳のカヴァレロの肖像。 アムステルダム証券取引所の小物屋のポルトガル系ユダヤ商人。 1750 ～ 1765 年。 （アムステルダム国立博物館）

年）にでてくる大勢の長寿者たちもみなそういう証拠となるのである。

　このことは、序論をブームハールトや他の百寿者の話題で始めるもうひとつの理由につながっていく。それは、老化と活力、それと昨今とても関心が高まってきている、できる限り健康に生きられるのはいったい何歳までなのかという疑問との間

> **STERF-GEVALLEN**
> Hamburg den 22 February  Van Stokholm heeft
> men, dat in Oftgothland onlangs een Man in den
> Ouderdom van 103 jaren overleden was; hy had
> 57 jaar met zyn eerfte Vrouw, en 14 jaar met de
> tweede geleeft; en voor de derdemaal hertrouwt
> oud zynde 100 jaar, heeft hy drie jaar daar naar
> by deze Vrouw nog een Zoon verwekt.

108 歳で亡くなったスウェーデン人の追悼記事。
（「レーワルデン・ユウラント」紙）

には明確な関係性があるということなのだ。統計によれば、65
歳以上の人口は今後ますます有意に増え続けるだろうし、2025
年からは別の意味での老年人口、つまり80歳以上の高齢者集
団とも関わっていかなければならなくなるのである。この傾向
からすると、オランダでの高齢者人口のピークは2041年で470
万人が65歳以上となる。これは、このような膨大な高齢者集
団の幸せと健康を今後私たちが社会的にも経済的にもいかにし
て維持していくのかという問題へもつながる。これまでに経験
した高齢者集団の増加が減少に転じることはないが、メディア
がいつもいうように、「健康長寿」こそが今の私たちの時代の大
きなチャレンジなのである。

**健康長寿！　健やかな老いへの歴史的あゆみ**

　今回の展示では、まず「健康長寿」のテーマはいつの時代に
も大きな関心事であったことを示している。過去の人たちは、

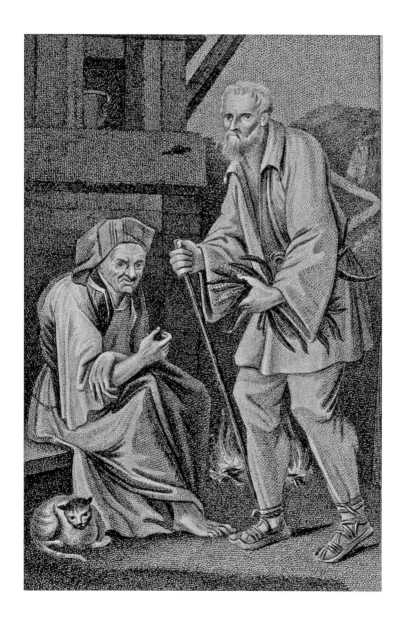

今日の私たちと同じように、健やかに、強く、またじょうずに年老いていくことを願っていたのだ。さらに昨今、重要な健康因子としてとりあげられているものは、すでに1800年以前の医学でもそう信じられていたものだということも強調しておこう。

　19世紀になると、研究所や病院が整備されて、医学がどんどん細分化されていった。その結果、人が健康か病気かどうかは、病院での検査技術によって判断されるような医療上の問題になってきた。検査結果やX線や（CTやMRIなどの）スキャンで、病気かどうかが判断される。私たち自身がどう感じているかは二の次になっているのだ。これは言い換えると、19世紀からは医療上強調すべきは病気であって患者ではない、ということでもある。健康と幸せの問題は、その底辺へ沈んでしまった。しかし、健康に対するこのような見方は、最近数十年の間に変わってきたようにも思える。ライフスタイルや環境要因といったものが再び医療の課題として戻ってきているのだ。特に、慢性の苦痛が急に増えたり、複数の慢性疾患を抱えるようになったりすると、今日の医療の考え方にも限界があるように思えてくる。

　世界保健機関（WHO）のような組織や医学雑誌からは、医学の考え方を変えること、すなわち病院での医療技術は、痛みや

ジョン・ロヴィンとサラ・ロヴィン。それぞれ172歳、164歳といわれる。このエッチングはシンクレアによる『健康と長寿の暗号』の表紙になった。エジンバラ、1807年、ロンドン。（ウェルカム・イメージ）

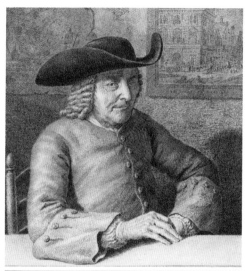

100 歳の船乗り、ウィーレム・オッペルドス（1674 年生）。1688 年の名誉革命の時にイギリス王となったウィリアム 3 世を乗せてオランダからイギリスへ渡った。（アムステルダム国立博物館）

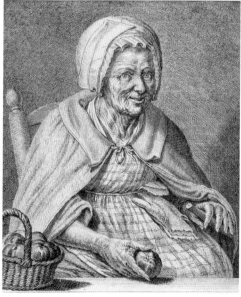

100 歳のエリザベス・プリシーズ（1681 年生）。この歳でなお心身ともに健康だった。（アムステルダム国立博物館）

不快をなるべく「予防」する方向で、また人が「生きやすく」、さらに最終的には「人間らしい」死を迎えられるように心がけていくことが推奨されている。このジレンマは「健康」であるということの定義が変化してきているとも受けとれる。

　問題は医学によって個々の病気が治せるかどうかではなく、逆説的ではあるが、私たちが少し病気がちだったり多少の障害があったとしても健やかな気持ちでいられるかどうかということにあるのだ。もともとの定義は、WHOから1948年に文書化されているが、「医学的にも、精神的にも、また社会的にも完全なる幸福」ということが強調されていた。しかし、これが最近、「社会的、医学的、また情緒的な観点からの変動に適合し、自ら処置できる能力」へ変更された。この定義からすると、医療を多少なりとも制限する方向へとシフトしている。結局のところ、私たち自身が自分の身体に適合し処理できる能力は、社会的、経済的、政治的、また文化的な状況に依存するということになる。

　本書では昨今の「健康長寿」に関わる議論を反映する鏡として、過去のライフスタイルや環境要因について医学的に焦点を当てて紹介する。特に、1800年より以前では、医学的な考え方は、その時と場所で決まるもので、その方針と処置がうまくいくかどうかはそれぞれの特殊な状況にもよるものであった。本書では、「健康長寿」の、どちらかというと厳密には医学的ではない側面を、ふたつの方向で展開している。各章はノンナチュラリア、すなわちヒポクラテスについて書かれたものの中

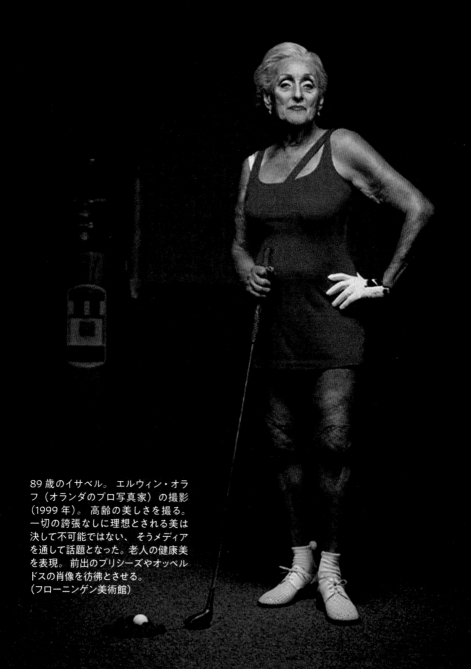

89歳のイサベル。エルウィン・オラフ（オランダのプロ写真家）の撮影（1999年）。高齢の美しさを撮る。一切の誇張なしに理想とされる美は決して不可能ではない、そうメディアを通して話題となった。老人の健康美を表現。前出のブリシーズやオッペルドスの肖像を彷彿とさせる。（フローニンゲン美術館）

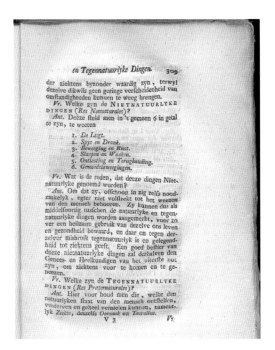

ヤン・ファン・ヴィークの『合理的な治癒の証明』（*Proeve der redelyke heelkonst*）。ロッテルダム、1775 年。
（ライデン大学図書館）

で健康について最も重要なものとされた環境要素のひとつひとつについての記述である。それに加えて、健康なライフスタイルについての提言は歴史上繰り返されてきたものであって、それはいつも常に変わりゆく医学の伝統と社会状況を反映したものであったということを論じていく。

## ノンナチュラリアなるもの

　本書は近代に至るまでの、つまり古代から 1800 年頃までの
西洋医学について語るものである。医学の歴史上、この期間は
さほど重要とは思わないかもしれない。誰も当時のやりかたで
養生しようなどとは思わないだろう。だが、驚くことに、今日
の健康長寿の議論は、その前近代的な考え方を知らず知らず踏
襲しているだけのことなのだ。ならば、私たちの健康の度合い
を決める 6 つのノンナチュラリアなるもの、そのいいバランス
を見つけようではないか。ノンナチュラルリアとは以下の考え
方である。

### ①　気、水、地

　最初の環境要素は自分のいる土地についてだ。私たちが
いま住む土地の風土、そこの空気や飲料水、天候、季節の
移り変わり。医学がらみの地理学や気象学、それらはいず
れも 18 世紀に始まったことなのだが、これらの環境要因
の成り立ちに根ざしている。

### ②　食べ物と飲み物

　健康食や食の嗜好のあり方については長い歴史がある。
西洋医学の始まりのころから、医師たちは好んで健康な食
事についてさまざまに述べてきた。要は肥満をどう考える
かなど、その時代や社会での考え方に左右される。

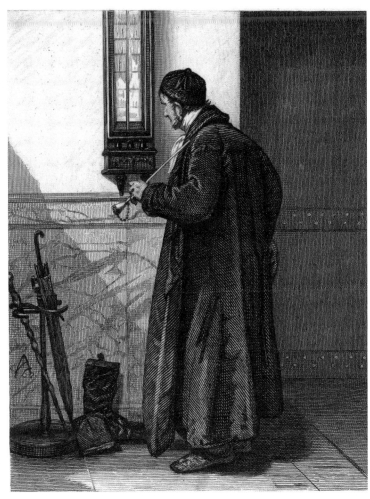

バロメーターをみる男。18 世紀には各家庭に気圧計があって人々は天候の変化を予
測し、家族が健やかに過ごす方法を考えた。J.H. レンネフェルト、1748 年。
（アムステルダム国立博物館）

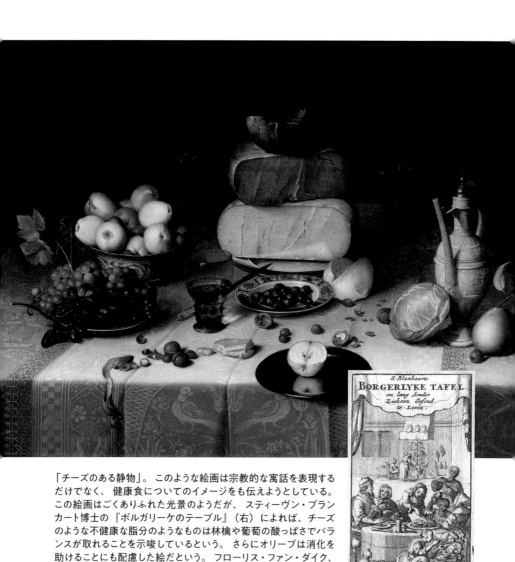

「チーズのある静物」。 このような絵画は宗教的な寓話を表現する
だけでなく、 健康食についてのイメージをも伝えようとしている。
この絵画はごくありふれた光景のようだが、 スティーヴン・ブラン
カート博士の 『ボルガリーケのテーブル』 （右） によれば、 チーズ
のような不健康な脂分のようなものは林檎や葡萄の酸っぱさでバラ
ンスが取れることを示唆しているという。 さらにオリーブは消化を
助けることにも配慮した絵だという。 フローリス・ファン・ダイク、
1615 年。 （アムステルダム国立博物館）

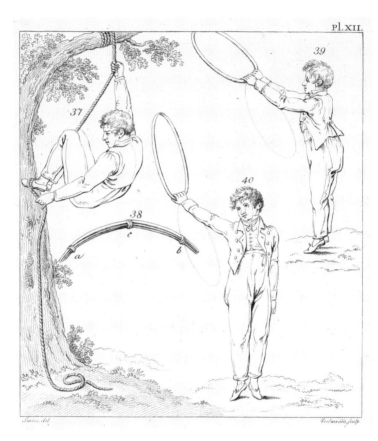

綱と輪を使った身体運動（エクササイズ）。ヤコブ・シュミス（Jacob Smies、1744
〜1833 年）によるダニエル・ヴェールワルド。1806 年。
（アムステルダム国立博物館）

### ③　運動と休息

　古代ギリシャに競技場ができて以来、医師は健康的な身体運動に関心があった。男にとっても女にとっても人生のいろんなステージで、どの程度の運動がいいのか、どのくらいが適切かが問題だった。エクササイズやスポーツを通して、同じ市民であるという意識にもつながっていく。

### ④　眠りと目覚め

　早寝早起きという格言の由来は、医学の始まりと同じくらい古い。その環境要因には、仕事と休息のバランスや、シーツ、ブランケット、ナイトキャップなど眠りの環境への嗜好、その他健康な夜の眠りを助けるすべてのものがからんでいる。

### ⑤　保持と排泄

　おそらく他のノンナチュラリアよりも、身体から出ていくもの（尿や便、汗や乳）と身体に保持されるもの（血液や精液や唾液）、そのバランスほど健康のために重要なものはないだろう。

### ⑥　情緒バランス

　近代以前の医師たちは情熱や感情が身体を蝕んでしまうことを案じていた。怒りや性欲、悲しみや嫌悪、それに絶望などさまざまな感情は、みな精神の病と思われ、常に

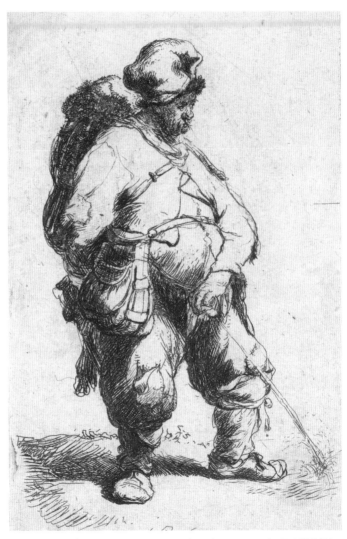

小便男。レンブラントのデッサン、1631年。（アムステルダム国立博物館）

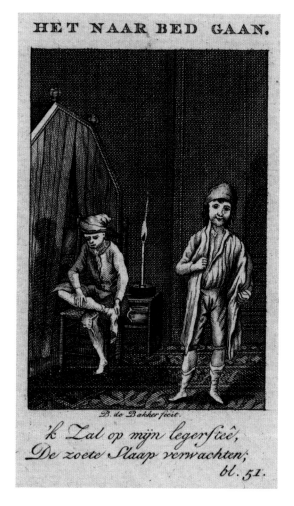

寝間着に着替えてベッドへ向かう子供たち。 1789年。
（アムステルダム国立博物館）

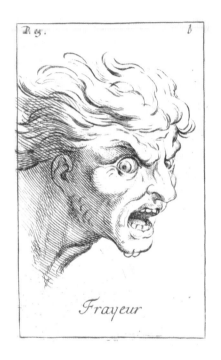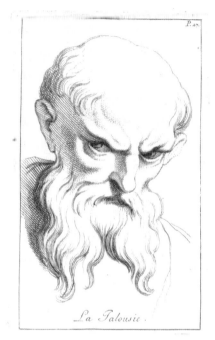

*Frayeur*　　　*La Jalousie.*

シャルル・ル・ブラン（1619 〜 1690 年。 フランスの宮廷内装師）は、 魂の情熱は
顔面の筋肉に表れると考えた。 彼の絵画における情動表現は 17 世紀の生理学に根
ざしていたが、 その後の絵画へも多大な影響力があった。
（アムステルダム国立博物館）

チェックしておくことが肝要だ。

　これらの環境要因をここではノンナチュラリアと呼んでお
く。というのは、これらはみな身体に関係しながらも「自らの
身そのものには属さない」からだ。6 つのノンナチュラリアは
健康な肉体の生理的な働きに関係しているのだが、みな外から

の要因なのである。最もはっきりしているのは、気象や食べ物や運動だろう。でも、汗や尿を通して出ていく悪い物質や、理性的な考え方をこわしてしまうような感情も、また健康に影響する眠りの具合などもみな関係してくるのだ。

　これらノンナチュラリアの定義や意味は、もとをたどればみなヒポクラテスに行き着くのだが、これらを体系づけて論じたのはのちのガレノスで、ヒポクラテスの衛生について書かれたものへの論評や、他に医学や健康について書いた本の中で詳しく語っている。ガレノスの『医術』（*Ars medica*）にはこう書かれている。

　　身体の中で変化する原因は「必要」なものと「不必要」なものとに分けられる。大気とつながることは必要で（…）刀剣や野獣と接することはそうではなく（…）必要なものすべてをここに分類すると（…）一つは大気、次は身体の全体あるいは部分部分の動きと休息。3番目は睡眠と目覚め、4番目は食べるもの、5番目は外に出したりあるいは中に保持されるもの、6番目は精神に関わること。

　ガレノスはノンナチュラリアという言葉はまったく使っていないのだが、健康の分類に関してそれらの項目を挙げつらね

『ガレノス全集』（*Opera omnia*）の表紙。この木版画はガレノスの職業経歴上の数々の名場面を表現している。恋わずらいの診断、アントニーネのペスト（上段。165〜180年に流行したペスト、ガレンの疫病ともいわれる）。ヴェネツィア、1556年。（フローニンゲン大学図書館）

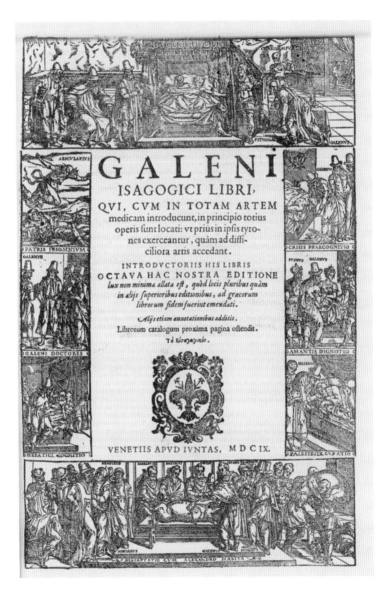

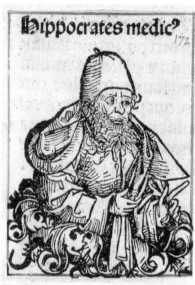

「ヒポクラテスの医学」。 ニュールン
ベルク、 1493 年。
（アムステルダム国立博物館）

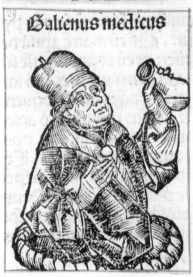

「ガレノスの医学」。 ニュールンベル
ク、 1493 年。
（アムステルダム国立博物館）

て、こう言っている。「いいものがいい分量だけ、それを必要としている身体に与えられれば、だれもがみな健康になる」と。これは、健康要因をどれだけ与えるかは、その時の身体の状況によって変わるということを意味している。だから、身体に運動が必要なとき休んでばかりでは不健康で、身体が休みを必要としているときに運動を仕向けるのは不健康なのと同じことなのだ。

　ローマ帝国の滅亡とともにその医学も衰退していくのだが、ガレノスの理論はアラビアの医学に影響を与えてそこで生き残り、その後12世紀中期に現れたサレルノやモンテ・カッシーノを経て中世ヨーロッパでまた蘇ることになる。その頃までには、ガレノスの6つの健康要素（ヘルスカテゴリー）は9世紀アラビアの医師イブン・スィーナー（Ibn Sina、980 〜 1037年）の影響下にさらに発展していった。その後のイスラムの医学の中でノンナチュラリアという呼び名が定まっていくのだが、それはのちに元素（気、水、土、火）、体液（血液、粘液［痰］、黄汁、黒汁）、気質（湿、熱、乾、寒）のバランスを重要視した中世の医学の中で埋もれてしまう。これらはむしろ、ナチュラルな要素であって、先のノンナチュラリアはみな環境との関係の中で身体に影響するものなのだ。18世紀になるまでにはようやく、このノンナチュラリアをバランスよくすることが健康のために最高に重要な概念であると考えられるようになったのである。

　オランダで最も影響力の強かったライデン大学の医学教授へ

ルマン・ブールハーヴェ（Herman Boerhaave、1668 ～ 1738 年）
は、ノンナチュラリアというものはそれを正しくすれば身体は
健やかになり、うまく使わなければそれは身体を蝕むものにな
ると言っているが、それは今でもよく引用される言葉だ。

## ヒポクラテスの教え

　18 世紀全体にわたって、多くの医師がヒポクラテスへの回
帰を叫んだ。たとえば、ハルデルウェイク（アムステルダムの
東部の町）の教授クリスチアーン・パウルス・シャクト（Christiaan
Paulus Schacht 、1767 ～ 1800 年）は、この頃は社会があまりに
も豊かになって、人はみな好きかってばかりして、ヒポクラテ
スのノンナチュラリアが忘れ去られようとしていることを憂い
て、ヒポクラテスの医学を再認識すべきだと言っていた。

　　この偉大なる人物（ヒポクラテス）の弟子たちは願わくばそ
　　の足元へ歩み寄らん。されば、我はこう言わん。ギリシャ
　　の医学は、数世紀もすれば、我々の医学では簡単には到達
　　できぬ高みにまで、限りなく近づいていくことだろう、
　　と。（C. P. シャクト「旧来の経験的医療の擁護」、1799 年）

　この苦心の情とともに、シャクトは 18 世紀後半に衰退へと
進みゆくオランダに一抹の寂しさを感じて声高に叫んだ。この
低迷の原因は国内の分断論争とイギリスとの戦争にある。この
一国の衰退の様は国のシンボルのオランダの処女像さえも病人

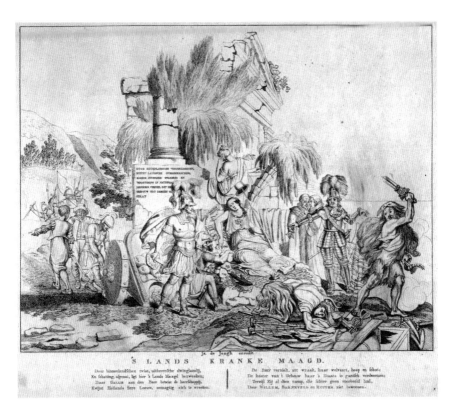

オランダの衰退を示す風刺画、1799年。作者不詳、1799〜1805
年（アムステルダム国立博物館）

のように描いた風刺画にまでなっている。シャクトの悲嘆の思
いは、それゆえ、その時代の社会的な彩りにも通じるものだっ
た。
　政治的なレトリックをもじりながらヒポクラテスへの回帰を

叫んだのは何もシャクトだけではなかった。6つのノンナチュ
ラリアの意味とその実践は、いつも文化、政治、社会、経済、
そして宗教などのさまざまな要因に影響を与えた。たとえば、
「5つの食品群」は科学的に裏打ちされた保健省の提言である
ばかりでなく、食品業界の関心事でもある。同様に、オランダ
が目指すべきは、「いつも馬に乗ってミルク道を進め」という、
ブールハーヴェの18世紀のアドバイス、これは今の私たちに
もどこか通じることで、「ミルク飲んだら、さあ自転車で仕事
へ」と言いかえることができる。そんな今時の掛け声以上にオ
ランダ的なことがあるだろうか？　もうひとつの例は、いつも
教会へとか耳の痛くなるような話だが、心を安らかにするため
に宗教の集まりには行きなさいよ、というようなアドバイスだ
ろう。

　ノンナチュラリアは決していつも定まった変わらぬ存在では
ない。それはいつもその時々の時代と場所に応じたヒポクラテ
スの教えへと変容していくものなのだ。その時々におけるヒポ
クラテスへの回帰思想は、「自然を師とせよ」というノンナチュ
ラリアへの志向性であった。ヒポクラテスの格言にならえば、
「自然こそが真に病を癒すもの」であって、医師を呼ぶのは自

『ヒポクラテス全集』の表紙。ヒポクラテスの医療活動の名場面を表現している。　最
上段中央の図ではヒポクラテスが「ダイエット」（DIETETICA）と書かれたタブレット
を手渡していることに注目したい。　前近代の医学においてはダイエットは健康な食事
だけでなく健康な生活全般についてのルールを意味した。　ヴェネツィア、1588年。
（フローニンゲン大学図書館）

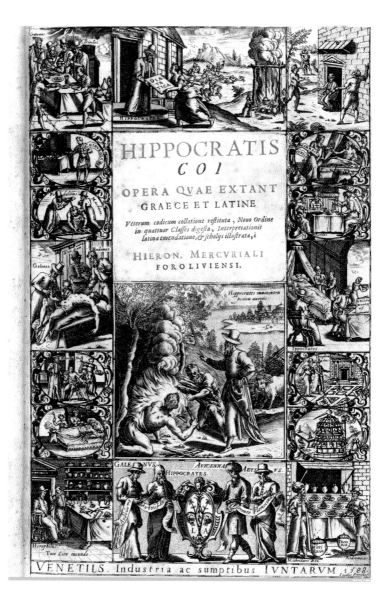

然とその処方にならう、ということなのである。だから、もし食あたりでとても耐えられない腹痛に喘いでいたら、医師は自然のバランスを戻すべく決して躊躇してはならないのだ。

しかしながら、自然と健康というのはどちらもとても微妙な言葉ではある。両者は医師の自然哲学的な考え方に関わることだが、その社会的地位、政治的思惑、宗教上の信条などによって規定されてくる。だから、ノンナチュラリアというのは、健康に関するシステムのそれぞれにおいて異なりうることも意味した。

19世紀には、この6つのノンナチュラリアはみな公衆衛生という大きな波におされて医療システムの隅のほうへ追いやられてしまった。それでも、「健康長寿」が声高に叫ばれるようになって、このノンナチュラリアが再び今の医療と社会の重要なテーマに浮かび上がってきている。相互の関係性やその内容については、議論はもちろん今の時代に合うよう微調整されている。けれども、空気中の微粒子や、栄養とスーパーフード、エレベーターは使わずに階段を上がれとか、ヘルスジムや健康ランドが大流行りになったり、また（何か悪いものを外へ出すという）「デトックス」の考え方や、休息のひと時の大切さや、精神的なバランスなど、そういった議論は実際、かの古き時代のテーマの現代的な改変にすぎず、要は「古いボトルに新しいワインを入れる」ようなものなのだ。

今回の展示に合わせて出版する本書は、まさにこの「温故知新」、つまり今と昔のライフスタイルの医学に根ざすヒポクラ

テスの伝統についてみられる驚くほどの類似性に焦点をあてている。「健康長寿」についての歴史的な考え方を示しながら、本書は今の私たちがどうしたら上手に生き、また上手に年をとっていけるかという大事な疑問に、ひょっとしたら過去が何かいいヒントをもって答えてくれるのではないかと、そう提案するものなのだ。

## 参考文献

C. R. Burns, 1976. The Non-Naturals: A Paradox in the Western Concept of Health.

D. Cantor, 2002. Reinventing Hippocrates.

S. Cavallo, T. Storey, 2003. Healthy living in late renaissance Italy.

F. Ederveen, 1989. Honderd jaar grijze Groningers.

M. Huber et al., 2011. How should we define health?

G.E.R. Lloyd（ed.）, 2011. Hippocratic writings.

L.J. Rather, 1968. The "Six Things Non-Natural": A note on the origin and fate of a doctrine and a phase.

P.N. Singer（ed.）, 1997. Galen, Selected Works.

World Health Organization, 2015. World report on health and ageing. www.who.int

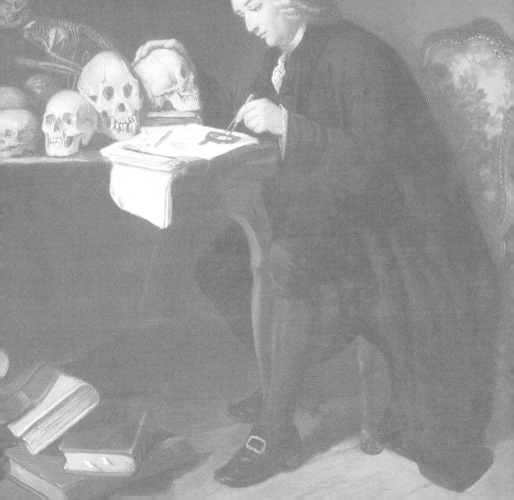

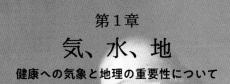

第1章

# 気、水、地

### 健康への気象と地理の重要性について

　どこに住むか、そのこと自体が私たちの健康や幸福感に直結することは論をまたない。私たちはみな、住民の多くが100歳やそれ以上の高齢まで生きているイタリアやギリシャの長寿村の話を知っている。特に、ダン・ビュイトナーの国際的なベストセラー『ブルーゾーン──世界の100歳人（センテナリアン）に学ぶ　健康と長寿のルール』（2008年）が世に出て以来、研究者たちは盛んに、このブルーゾーンに暮らす人はどうして平均的にも長く健康的にかつ幸せに生きているのだろうかと問い続けている。ブルーゾーンというのは、イタリアのサルディニア島、日本の沖縄、カリフォルニアのロマリンダ（セブンデー・アドベンチスト教会所属のコミュニティー）、コスタリカのニコヤ半島、そしてギリシャのイカリア島である。ナショナル・ジオグラフィックのジャーナリストであるビュイトナーはこの5つのブルーゾーンを調査して、そこから「長寿への9つの知恵」を導き出した。すでにアメリカの多くの市や地域がこれらの「知恵」に従おうとしている。いわゆる産官学、政策立案者、会社、そして大学等が一緒になって、市民がより健康に生きるための選択をしやすくする状況を作り出すことを目標にしてきた。その結果、これらの地域では肥満に喘ぐ人が減り、平均余命が改善されてきたのである。

　しかしながら、ビュイトナーの結論は一見、目新しくも聞こえはするが、健康に関して地理的位置が重要という考え方にはすでに長い歴史がある。西洋でのヘルスシステムでは、このアイデアはヒポクラテスの論文『空気、水、土地』（これ以降、『気、水、地』とする）

に紀元前 400 年に書かれている。この古典的な論文は、地域特性（気象、季節、水と食べ物）とそこに住む人の健康との因果関係について論じている。ヒポクラテスはこう言う。その土地の健康と病気を理解するには、医師は季節の移り変わり、飲み水の水質、土壌の肥沃度、そしてそこに住む人々の慣習について研究しなければならない。こうした知識があれば、医師はどの土地にはどんな病気があり、夏や冬にはどんな流行病が出てきそうかわかるし、病気にならないためにはどうすべきか患者を指導することができる。そのため、医師は日や月や星がいつ昇るか、またその日の時間や気温や湿度によって風はどう吹くか、そんなことも知っておかなければならない。これは結局、医師は医学を知るだけでなく、気象学者や天文学者でもあらねばならないということである。望遠鏡や、気圧計、風力計、そして暦でさえも医学のための標準装備となるのである。

## 気

　天文学と医学のつながりについては、フローニンゲンの医学校の教授であり第 4 代学長でもあったニコラス・ムレリウス（Nicolaus Mulerius、1564 〜 1630 年）によって書かれた『キリスト生誕からの暦』（*Almanack voor t'Jaer nae de gheboorte Christi MDCVIII*）をみれば明らかである。ここには、月の満ち欠けや昇没とともに医学的な注意事項や時には政治的な提言までもが詳述されている。そしてその最終章には「予兆」とあり、すなわち病気の派生についての予測の学問で終わっている。ムレリ

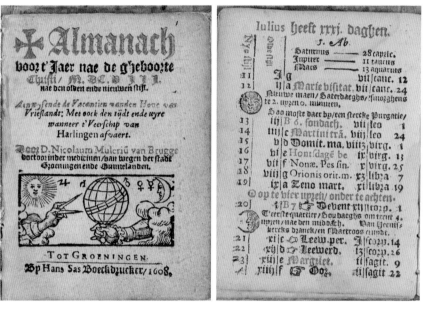

ムレリウスの暦の表紙（左）、7月11、23日の詳細（右）。
（フローニンゲン大学図書館）

ウスの時代には、正確な予測をすることのほうが、診断を下す
ことよりも重要だったのだろう。結局のところ、医師の評判と
その収入は、しっかりと病気を治すことだけでなく、諦めの状
況に追いやらないことも大事だったのだ。ムレリウスの暦は人
体は小宇宙（ミクロコスモス）であり、それは天空（マクロコ
スモス）の動きと連動するという考え方のまさしく典型例とい
える。実際、干支（ゾディアック）のサインは身体の機能性と
関係する。たとえば、1608 年 7 月 12 日にはこう書いてある。

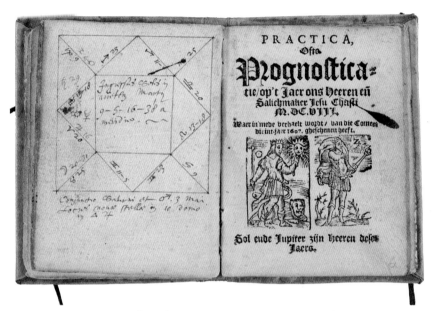

ムレリウスの暦の「予兆」の章の扉。左のページには7月の理想的な体液バランスと身体の状態についての手書きの図が書き込まれてある。
（フローニンゲン大学図書館）

新月になる。瀉血するに最も適す。いわゆる「血出し男」の指先がそれぞれの手足がどこの臓器（内臓）とつながって、それがどの干支と絡むのか、そういうことから医師は、月がどこに位置するかによって患者にあまり負担をかけずに瀉血できるのがいつなのかがわかるのだ。予測することを重視する姿勢は、まさにヒポクラテスの「気、水、地」の思想を一般化することに一役買ったのである。結局、夏から秋へと季節の移りかわりとともに、空気と風も変化して、みながカタル（鼻風邪）、肺

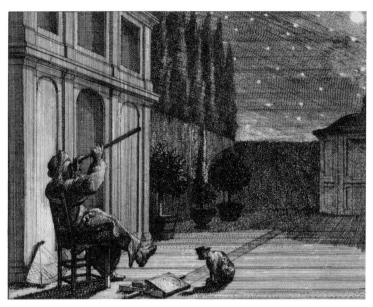

天空観測をする男。猫が近くの画集を覗き込んでいる。この版画は大宇宙と小宇宙
の対比の妙を表現している。ヴィンセント・ローレンツ・ファン・デル・ヴェウネ 2 世
(1686 ~ 1742 年。オランダ北部、18 世紀の画家)、1714 年。
(アムステルダム国立博物館)

炎、発熱などで苦しみがちになることを知っていれば、予防的
な養生を心がけるようにもなるだろう。

## 水

　健康にいい養生を決めるには少なくとも飲み水の質が季節の
変化や風向きと同じように重要だ。綺麗で冷たい水を飲めば、
それは澱んで生ぬるい水を飲むよりはるかにいいとヒポクラテ
スは言っている。水の質にはその出どころも大事だと言う。雪

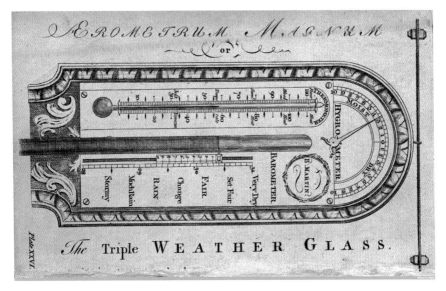

18 世紀、国産の気象計。温度計、湿度計、気圧計を備えている。　ベンジャミン・
マーティン製、1770 年頃。（ウェルカム図書館）

や氷から溶け出た水より、山や丘からの水がいい。溶け出た水
がよくないのは、もともと水の中にあった何か軽く、甘く、泡
立つものがなくなるからだとヒポクラテスは言っている。いろ
いろなところから寄り集まった水も同じことだ。ヒポクラテス
は、そういう水が腎臓結石や尿石のリスクを高めるとも言って
いる。

　17 世紀には、水の中の見えない特殊な性質が当時の医学研
究の焦点になった。特に、アントニ・ファン・レーウェンフッ

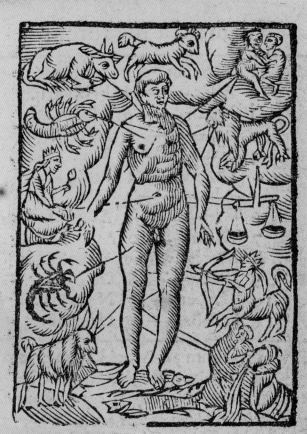

Aries regiert t'Hooft.
Taurus den Hals.
Gemini de Armen.
Cancer de Borst.
Leo dat Herte.
Virgo dat Ingewande.

Libra de Lenden.
Scorpio de Schamelh.
Sagittarius de Dpen.
Capricornus de Knpen.
Aquarius de Scheuen.
Pisces de Voeten.

瀉血男のイラスト。（フローニンゲン大学図書館）

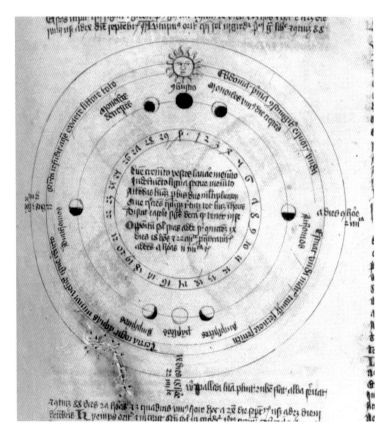

月の満ち欠けを示す同心円図。 1420 年頃。
（ウェルカム図書館）

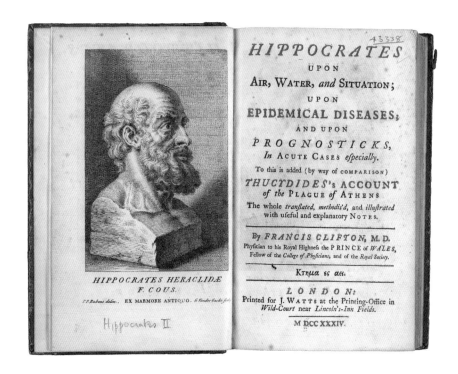

ヒポクラテスの『空気、水、土地』の1734年版。この論文のあとに流行病（感染症）と予測の論文が続いている。（ウェルカム図書館）

ク（Antoni van Leeuwenhoek、1632 〜 1723 年）が顕微鏡を発明
して、一滴の水の中にあらゆる類の「小さな生き物」（"kleijne
diertgen"）を発見してから注目された。顕微鏡で見える生き物
の世界は、水や井戸や水たまりの生態系やその中の小さな怪物
が何をするかなど、想像をかきたてた。

　さまざまな水の健康へのリスクについて語られただけでな
く、鉱水（ミネラルウォーター）や温泉（スパ）の医療的価値
などが議論や想像の的となった。古代ギリシャやローマでは医
療に使える泉のまわりにヘルスリゾートを建てたりもした。彼
らはとてもすぐれた建築家で、癒しの水を人へ送り、汚れた水
を自然に返すための水道や温浴施設、迷路のような下水システ
ムを造り上げた。それらの遺跡は、その後末永く、水を使った
療養効果の存在を人々に記憶させることにもなった。19 世紀
になるまで、「水を汲む」ことは社会や文化に根ざした非常に重
要な活動だった。ジェーン・オースティンのバース（イギリス
の有名な保養地）のスパに見られる少し冷笑的な描写にもある
ように、上流階級の人々は単に水を求めてきたのではなく、よ
り重要なのは他の人を見る、そしてまた人から見られるために
温泉に来ていたのである。

　今日、水は再び健康にとても重要なものと考えられている。
ミネラルウォーターの売り上げはコカ・コーラのようなソフト
ドリンクの売り上げよりもずっと多いのだ。さらに、私たちが
「健康な水」と思う意識は地域の伝統に由来するものでもあ
る。フランスの水のクオリティーについての考え方はしっかり

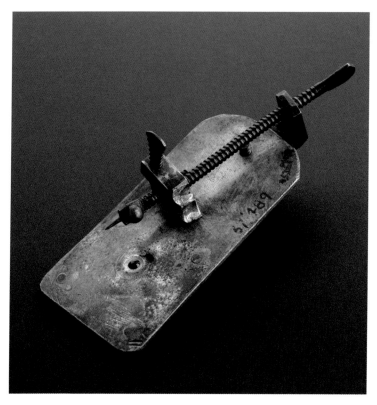

レーウェンフックの顕微鏡。（ウェルカム図書館）

とピュアで決して酔わない、そんな療養的な伝統に根ざしているのだ。ヴィッテル（Vittel）やボルビック（Volvic）といった銘柄は、無数の石板層で濾過して今なお「ピュア」で「ナチュラル」だと宣伝する。それに対してドイツの水は、ピュアという点は強調せず、むしろたくさんのミネラルを豊富に含む水、ハイルプラクティス（Heilpraxis）というよく知られた古来からの

VAN A. LEEUWENHOEK. 13

dat'er egter levende dierkens in waren. Ik heb dan
het felvige verfcheide malen met fuiver regen-water
daar geen dierkens in waren, en ook met fpeekfel
vermengt, dat ik uit mijn mond nam, na dat ik het
felvige van de lugt bel-
letgens hadde gefchei-
de (om dat de lugt
belletgens geen bewe-
ging in 't fpeekfel fou-
den maken) en meeft
doorgaans met groote
verwondering gefien,
dat in de gefeide mate-
rie waren, veele feer
kleine dierkens, die
haar feer aardig be-
weegden. De grootfte
foort, was van de Fig.
A. defelve hadden een

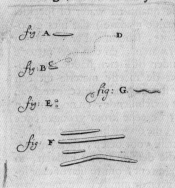

feer ftarke en vaardige beweginge; en fchoten door
het water, of fpeekfel, als een fnoek door het water
doet; defe waren meeft doorgaans weinig in 't getal.
De tweede foort had de Fig. B. defe draaide haar veel-
tyts om als een tol, en namen fo nu als dan een kours
als met C. en D. is aangewefen, defe waren veel meer-
der in getal. Aan de derde foort en konde ik geen
figuur bekennen, want op de eene tijd fchenen fe-
felve te beftaan uit een lang rond, en op de ander
tyd weder uit een volkomen rond. Defe waren fo
klein dat ik defelve niet grooter konde fien als Fig: E.
en hadden daar by foo een vaardige voortgang, dat

B 3

defelve

レーウェンフックの著書『自然観察の秘密』（*Arcana Narurae Detecta*）の 1 ページ。 水
の中に唾液を混ぜて観察した小動物について結果を記載している。
（フローニンゲン大学図書館）

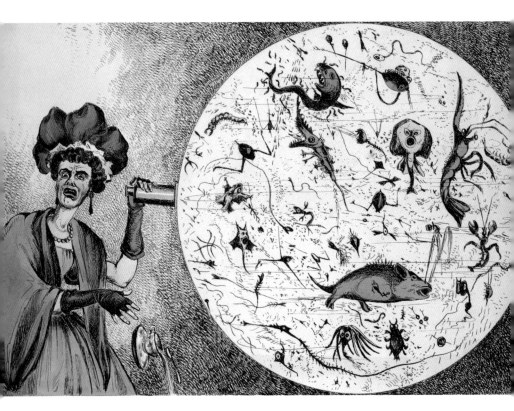

通称「テムズ川の水」とも呼ばれたモンスタースープの漫画。
ウィリアム・ヘルス、1828 年。
（ウェルカム図書館）

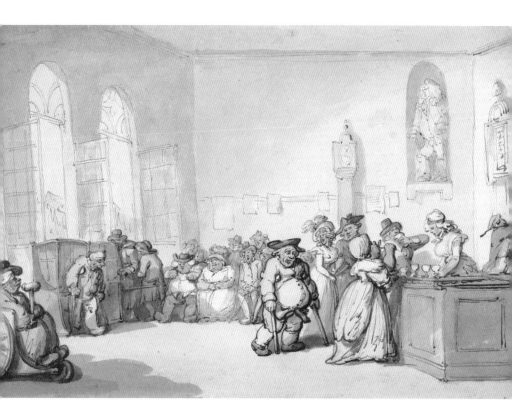

公衆浴場でくつろぐ人々。ポンプ室。トーマス・ローランドソン、1798 年。
（イェール・ブリティッシュ・アートセンター、ポール・メラン・コレクション）

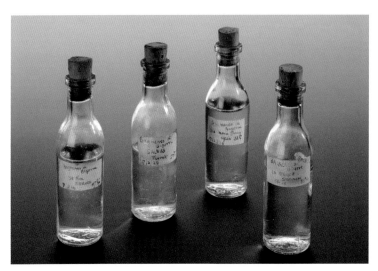

フランス南西部の温泉地バニェール＝ド＝ビゴール（Bagneres-de-Bigorre）のミネラルウォーター。これらのボトルは1930年代のもので、当時は神経を安定させるためにこの水が使われた。中世にはこの水がペストなどの感染症の治療にも使われたという。（ウェルカム図書館）

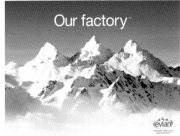

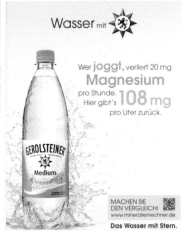

フランスの Evian とドイツの Gerolsteiner の広告。一番に強調されているのは山の水の純度、次いでこの水に含まれるミネラルの補給がジョギング後の身体に効果的としている。

医学的伝統につながっている。このことは、どちらのボトルも医学的な飲み物であって、保健省で認可され、そして身体の各部をより強くするのに適している、というようなものなのだ。

## 地

ヒポクラテスの「気、水、地」の中でもっとも大部を占めるのは、地域の天候にからんだ環境とそこでの暮らしへの関わり、それとそこに住む人々の性格と道徳性についての記述である。ヒポクラテスはこう書いている。

> しからば、その調節要素たるものは、気象の変動、その土地の性状、飲み水の質である。一般論として、人々の肉体と習性は、その人の住まう土地の自然に左右される、ということなのである。

ヒポクラテスはまた、「土壌について確かなことは人についてもそうだ」とも言っている。同様に、気候がどう変わるかは、山や森や平原や草地など、広く地形の変化から見て取れるという。同じような変化は、そこに住んでいる人々の性格にもみえてくる。一方で、気候が安定していれば、土地はおおむね平坦で、人々もまた平穏なものだ。

ヒポクラテスは、北からの人（ヨーロッパ人）と南からの人（アジア人）を、大まかに区別している。南では、天候は安定して、自然は豊かで、一般的に言って、生きぬいていくのにも

そんなに努力はいらない。そういうエリアに住む人は太りやす
いし、骨はもろく、身体も水っぽくて、結果的に弱々しく、ま
たモラルも低くなりがちである。「そんな人間はあまり努力しな
い。しかも、そういう人はこずるいのが多い。ものごとを軽く
考えるし、うとうとしがちで、なにかにつけて不器用で、鋭さ
や繊細なところがない」。これは北方に住む人とはずいぶん違
う。北では荒れ地は冬の嵐で凍りつくし、夏の日差しでもやら
れる。このような土地に住む人は一般に毛深くて頑強で、筋肉
も神経も固くしまった身体にも見える。南方人と違って、この
地の人は肉体的にも精神的にもいつも適合していかなくてはな
らない。みな知的で、ハードワーカーで、勤勉で、またちょっ
と頑固でものごとに熱しやすい。いい職人や勇敢な戦士という
のは北からくるものだ、そうヒポクラテスは言っている。その
たぐいの表現は多くの哲学者の著作にも見られるし、政策的な
ことにも頻繁に応用されてきている。たとえば、アリストテレ
スはこう書いている。

　　寒い地域に住む人、ヨーロッパ人もそうだが、彼らは強い
　　精神にみなぎりながらも、知を欲し、腕を磨こうとする。
　　それゆえ、彼らは比較的自由な発想をし、政治的組織をも
　　たず、他の民を支配しようともしない。しかしながら、
　　根っからのアジア人は知的で創造的でもあるのだが、いつ
　　も精神的なよりどころを求めがちで、したがって服従を好
　　み奴隷となることをも厭わない。しかし、彼らに競わせる

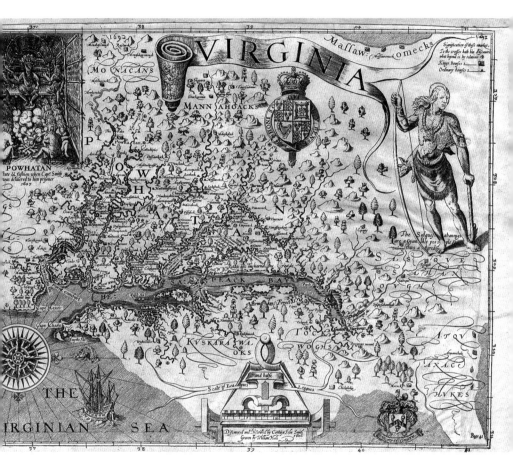

ヴァージニアの地図。風景はヨーロッパ風に変更されている。ヒポクラテスの言葉を借りれば、その風土は植民者たちのヨーロッパ仕立ての身体に最適だったとみてとれる。ジョン・スミス、1606年。

古代ギリシャの競技会においては、性格的にその中間、す
なわち誇り高き精神をもちかつ知的でもある。だから、自
由が続き、どの民族をもうまく統治する。もしひとつの国
としてまとまるのなら、世界を支配することもできるだろ
う。(『政治学』)

　ヒポクラテスの「気、水、地」の思想が植民地支配のやり方
にいかに応用されてきたか、簡単に想像できる。特に、17世
紀と18世紀の新大陸発見の時代には、新しく発見された地域
の気象と土壌とを、その地の先住民とそこへの新しき移住者と
の身体的な状況へと関連づけてみることがとても重要になって
いった。たとえば、ピルグリム・ファーザーズ（弾圧を恐れてイギリス
からアメリカに渡った
ピュー
リタン）がギアナではなく北アメリカに移住したのは、ヴァージ
ニアの穏やかな気候がイギリス人の身体にとてもよく合ってい
たからだった。時として、こう言われることもある。新大陸の
気候や水や食物は、もともとの出身地の気候よりもヨーロッパ
人の身体にとてもよく合っていたとも。もちろん、この手の理
由づけは、その土地を植民地化することへの生物学的な正当性
を提供する材料に使われたりもした。だから、オランダ人はア
フリカの西海岸が自分たちの身体にあっているとは思わなかっ
たのである。一見すれば、そこはパラダイスのように見える。
しかし、その海岸の地に降り立ってみれば、男たちは「空気の
異臭が鼻をつく」と感じて、「ひどい高熱や頭痛、風邪や下痢」
に見舞われたりもした。ヨーロッパ人にとっては健康被害を与

えかねないないものだった。カリビアンの状況とはずいぶんと
違っていたのである。アムステルダム号（<sup>1748 年に就航した東イン</sup><br>ド会社の帆船、1100 トン）の
船医（外科医）だったアブラハム・ティッシン（Abraham Titsingh）
が 1742 年にこう書いている。「自分にとってはキュラソー島は
健康にもいい、とても住みやすいところだ、この気象をいいと
思う人には」。オランダ人がその土地でのちのち繁栄を築いた
のは言うまでもない。

　オランダでは、フローニンゲンの医学教授だったペトルス・
カンパー（Petrus Camper、1722 ～ 1789 年）はヒポクラテスの
熱狂的な信奉者だった。カンパーの研究プロジェクトのひとつ
は、人々の住む土地と体格の関係についての調査だった。ヨー
ロッパやアジア、アフリカからの無数の人骨について測定し、
また比較した。そして、その人骨の出所とその地の気象とを関
係づけて説明したのだった。この地域の人の顎はとても小さ
く、歯が不規則に並びがちだが、これは「空気と土壌が影響し
ているから」だという。アフリカやアジアの人の顎は横に広
く、歯が十分に広がって歯並びもよくなる。

### 住めば都──フローニンゲンほどすばらしき土地はなし

　18 世紀には医学的観点からの地理学と気象学への関心が高
まった。新大陸の発見に限らず、都市化が進んで、生活や仕事
の状況が変わって、新しい環境が人々の健康に与える影響を
しっかりと観察しまた定量化する手法が必要となったのであ
る。特に、天候についてはとても関心が高くなった。という

のは 18 世紀には、多くの人を死に追いやるような、ちょっとやそっとではなく極端な厳冬期や灼熱の夏を経験したからだ。たとえば 1740 年には、新聞には毎日のように寒い冬のことが書かれている。「鳥が空から落ちて来た」といった記録もある。それほどオランダ人には、毎日がリスクの連続だった。

　多くの人が家の中で頭上を覆うものがなく凍え死んだ。手足が凍りついて死んだ人もいる。また他に、ある箇所から別の場所への移動中、荷ぞりの上で目を見開いたまま凍死した人もいた。飛脚人は馬上で凍死し、歩哨は杖にもたれ掛かったまま死んでいた。（ヘンドリク・カレンバハ「1740 年の厳しい冬の風景」、1740年。アムステルダム国立博物館）

　暑い夏の影響もまた辛辣なものだ。1779 年のレポートでは飲料水の状態の悪化、空気の汚れ、それで野菜や果物が枯れてしまったという記録がある。大気の熱は疫病と死者を増やした。町の指導者たちは伝染病が広まらないよう懸命に努力したが、途方にくれたも同然だった。いい加減な医師ばかりが繁盛したといわれたりしたものである。

書斎のペトルス・カンパー。
（フローニンゲン大学図書館）

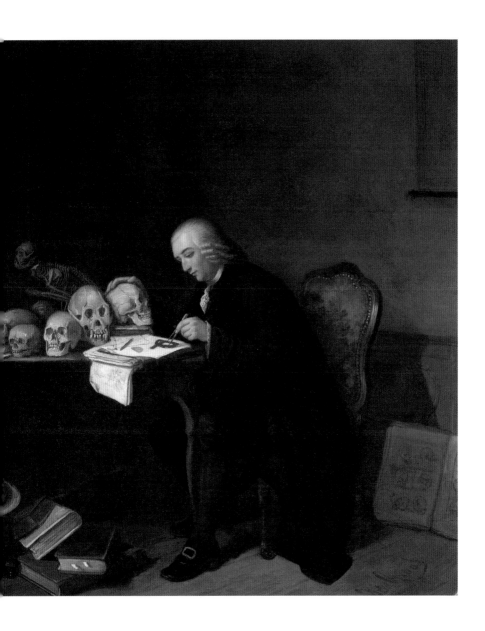

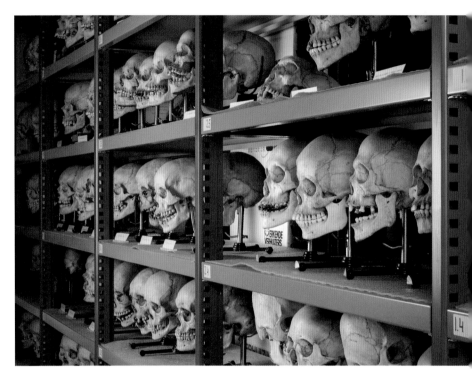

ペトルス・カンパーの頭蓋コレクション。
(フローニンゲン大学図書館)

　学者や町の指導者たちの多くは気温、雨量、風向き、風速な
どを忙しく測定して、それらのみなの健康への影響について予
測していた。オランダでは国の自然と医学連絡協議会（または
連絡協会）が主体となって系統的に実施された。彼らの行動の
主義の源はもっぱらヒポクラテスの『疫病』からの引用──「空
気、季節、土地を考慮しなければならない」ということにあっ

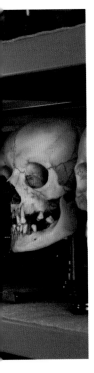

た。
　フローニンゲンの気象、空気、状況は健康や幸福にとてもよいものと考えられた。1614 年の大学創立趣意書にもすでにこう書かれている。

　　そのすばらしき地理上の位置からして、フローニンゲンの町はミューズ（ギリシャ神話の学問・芸術の神々）の住処（すみか）となるべく定められしところなり。この町は穏やかな地にあり、健やかなる空気を宿し、あらゆる種類の食物が豊かに実りくる。適なる居住の地としてまたその他のことにつきても多くの可能性を秘むるものなり。

　1672 年には、フローニンゲン大学の教授ウーター・ファン・ドーヴェレン（Wouter van Doeveren、1730 〜 1783 年）がこのテーマについて「この町の自然史に由来するフローニンゲンの利点について——ヒポクラテスの『気、水、地』のフローニンゲン風解釈」と題した講演でさらに詳しく述べている。事実、ファン・ドーヴェレンはヒポクラテス以上にヒポクラテス的であるようにも思える。ヒポクラテスは地域や気象状況と密に関係する病気に関心があったのだが、ファン・ドーヴェレンは市民の健康そのものへのフローニンゲンの利点に重きをおいて話をしたのである。
　かれは、フローニンゲンはオランダの他の町、すなわちアムステルダム、ライデン、ロッテルダム、ハーグやレーワルデン

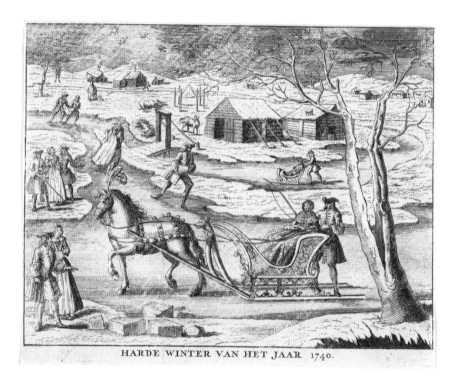

HARDE WINTER VAN HET JAAR 1740.

厳寒の冬、1740年。
（アムステルダム国立博物館）

などより、ずっと健康にいいとしている。ファン・ドーヴェレンはこう言う。ここの空気は「ライフフードというか、何か隠れた自然の滋養」を含んでいると。こんな空気がいつも町の大通りや広い街角を吹き抜ける。その風は健やかな空気を送り届けるばかりか、町からの臭気をも吹き去るのだ。

　さらにこう続ける。フローニンゲンでは耐えられない酷暑な

どこれまで一度もなかった。街中の冷気は身体の線維を締め、胃腸の腐敗を防ぎ、そして体内の心臓を燃え立たせる。このすべてが、身体を強くしてくれるのだ。天気への不満などフローニンゲンで言ってはいけない。「いつも不満をいう人間は損をする。厳しい寒さは害をもたらすのではなく、むしろ健康に良いのだ」。雨についても同じことだ。これは病気をもたらさないし、空気中の埃（ほこり）を洗い流し、道路の塵（ちり）も吹き飛ばしてくれる。結局のところ、ヒポクラテスにしてみれば、雨水はすべての水の中でもっとも軽く、甘く、また澄んだものであって、この街の最高の飲み水となるのである。

　ファン・ドーヴェレンがフローニンゲンを離れたあと、彼の弟子のひとり、マティアス・ファン・ヘウンス（Matthias van Geuns、1735 〜 1817 年）がファン・ドーヴェレンの講演録を市民にもわかるように俗語に翻訳して、そこにその恩師を讃える詩を添えている。


　　　　かのヒポクラテスの如きファン・ドーヴェレン
　　　　　　我らを病気から守りし指導者の
　　　　　　　　この街を去りにしを
　　　　　　街も大学もいまもなおしのび泣く
　　　　　　溢るるほどのすばらしき言葉もちて
　　　　　　自然に倣い　感謝へと導きしは
　　　　　　　この街に豊かさをもたらされし
　　　　そは健やかなる空気と水と魂とからなり

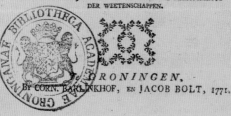

ファン・ドーヴェレンの著書『フローニンゲンの気候の健康への利点について』（1771 年）の表紙。
フローニンゲン大学図書館

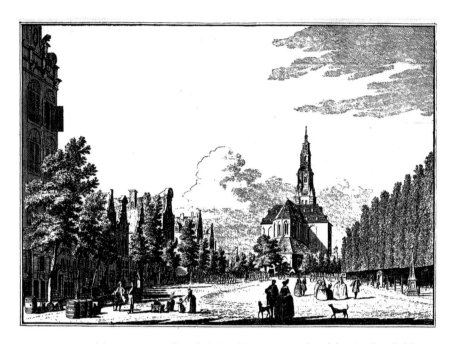

18世紀のフローニンゲンの魚市場の広場。風通しの良い地内でも屈指の大広場だった。（ビールド銀行所蔵、フローニンゲン）

　ファン・ドーヴェレンのあとフローニンゲン大学での化学と医学の教授職を引き継いだパウルス・フラーウェン（Paulus 's Graewen、1715〜1779年）は身体の不調に抗する冷気のメリットについて講演している（De frigoris aeris, in promovenda laedendaque sanitate、1774年）。

多角的な健康長寿推進へ向けてのロゴマーク。健康都市への 6 つのゴール G6 が描かれている。
（フローニンゲン自治体）

**結語**

　今日のブルーゾーン思想はヒポクラテスの「気、水、地」という古典的な考え方の再現といえるのだろうか？　近代までのヒポクラテス学派の医師と違って、ダン・ビュイトナーは健康について地理的なあるいは気象上の利点についてはあまり重要視していない。ビュイトナーの指摘した地球上の5ヶ所の「ブルーゾーン」はみな非常におだやかな気候の地域にあるというのは決して偶然ではないだろう。ヒポクラテスの環境からの健康といった考え方がすでに普遍的なものになっていたからなのかもしれない。

　2017年3月、フローニンゲン市は健康都市としてのビジョンを掲げた。このビジョンは6つの中核となる概念（いわゆるG6、Gelukkig Gezond! のG、元気のG）に根ざしている——元気な市民でいられること、すぐ近くに緑のエリア、積極的なリラックス、元気に動き回る、身体にいい建物、それと健やかな食。フローニンゲン市の指導者は、昔の絵にあるような先人たち、それぞれの町の市長たちの足元をたどっているとでもいえるだろう。ファン・ドーヴェレンは「彼らがいつも市民の健康のため環境をととのえるよう忙しく立ち回っている」そのことを讃えた。それだけでなく、先のG6からすれば、フローニンゲン市はまさに、ヒポクラテスのノンナチュラリアをこの地の政治と社会の基本としているのである。

# 参考文献

A. Bashford & S. Tracy, 2012. "Modern airs, waters, and places"

J. Buisman, 1999. Duizend jaar weer, wind en water in de Lage Landen

G.E.R. Lloyd (ed.)、1978. Hippocratic writings. London, Blackwell.

M.C.Meijer, 2015. "Bones, law, and order in Amsterdam. Petrus Camper's morphological insights."

R. Porter、1990. The Medical History of Waters and Spas.

N. Rupke, 2000. Medical Geography in Historical Perspective.

A. Rusnock, 2002. "Hippocrates, Bacon, and Medical Meteorology at the Royal Society、1700 ～ 1750".

S. Snelders, 2012. Vrijbuiters van de heelkunde. Op zoek naar medische kennis in de tropen 1600 ～ 1800.

A. Wear, 2008. "Place, Health and Disease: The Airs, Waters, Places Tradition in Early Modern England and North America".

# 第2章
## 食べ物と飲み物

「何を食べたか言ってごらん、そしたら貴方が
どういう人なのか答えてあげよう」

ジャン・アンテルム・ブリア＝サヴァラン『美味礼賛』(1825 年)

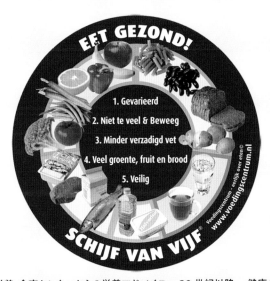

オランダ栄養・食育センターからの栄養アドバイス。20 世紀以降、健康食への指導
は国家的政策でもあり個人的な健康志向にもなっている。

[図版内] ヘルシーに食べよう！
1　いろいろなものを／2　適度な運動と一緒に／3　飽和脂肪酸は少なめに／4　野菜、果
物、パンはたくさん／5　そして、安全・安心に／5 つの注意点

　飲食というものは他の何にもまして今日のライフスタイル医学の最前線にある。「ダイエット」という言葉は、本来歴史的には健康な生き方のすべての面において使われる言葉だったが、今ではほとんど飲食習慣のことだけを指すようになった。確かに、食事に関して自制できるかどうか、つまりセルフコントロールというものが、健康面だけでなく見栄えや社会的地位や美徳といった観点からも、いまの私たちの一大関心事になっている。近代以前には、健康という概念はとにかく食べて消化することだけが大いなる関心事だった。16世紀のドイツの医師が言っていたように、胃は「家族の父」だったのである。食べ物の消費は6つのノンナチュラリアのうち最も重要なことであり、無論、もうひとつのこと、すなわち保持と排泄とも密につながるものである。医学上の見方の多くは古代から大きく変わってきてはいるものの、ある意味では食物や飲料についての医学的な指摘にはずっと同じようなつながりがある。特に、中庸をよしとする原則は、ほとんど変化することなくその影響を維持してきた。しかしながら、これまでどの食べ物が健康によくて、どれが悪いというような議論が毎日少しずつ繰りかえされ、それが21世紀になっても延々と決して終わることなく、日々テレビや雑誌で見るようにアドバイスがまた変わっていく、そんなふうにずっと続いてきたのである。

　古代医学においては系統だった解剖学が始まる以前から中心となる考え方があった。それは身体の外から見えるものを重視する、つまり特に飲食物のように何が入って何が出るか、そこ

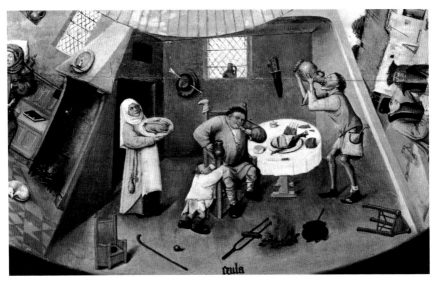

暴飲暴食の描写。 キリスト教の教えでは過食をひとつの罪として考え、 健康への西洋的思想に影響を与えた。
ヒエロニムス・ボス「七つの大罪」（部分、 1500 年頃）

に焦点がおかれたのである。ギリシャ時代初期の賢人の中で、ピタゴラスは自らの肉体的また精神的な健康を維持するために菜食主義をやめた人と広く認識されている。紀元前 5 世紀から発達してきた古代ギリシャのヒポクラテスの医学は多くの点において養生法と飲み食いの作法に重きをおいた。ただし、いつも引用される「食べ物こそが医であり、医は食べ物なり」（"Let food be thy medicine and medicine be thy food"）はヒポクラテスの書物とされるもののどこにも見当たらないことは注意しておこう。ヒポクラテスの『養生について』の「養生」とはラテン語

では dietetica、すなわちダイエットと訳されるのだが、その中での食物に関する議論では、身体バランスを適切にするための食物摂取について述べられている。

　2世紀には、偉大なる医師であったガレノスはさまざまな食べ物の特性について、人間の「4つの体液」との関係で詳述している。その体液というのは、身体の健康（ヘルス）と調和（バランス）の基礎となるものである。たとえば、スイカなどは通じをよくし、下剤としての効能があると示唆している。食物の医療効果についてはアナロジーとして理解される。辛いスパイシーな食べ物は身体の熱と関係づけられた。北方で育つ、冷湿性の食べ物は、そこに住む人を強くするが、知的には鈍くもすると、そう信じられていた。同様に、何か悪い食べ物が体液を腐らせるようなことがあれば、情動、すなわち「魂の情熱」というようなものが影響されうる。この古代的な考え方はルネッサンス期においても広く受け入れられていて、たとえばシェークスピアの『じゃじゃ馬ならし』の中で、キャタリーナは、焦げた肉は食べちゃいけない、「それは胆汁を出して怒りを植えつけるから」と告げられる場面がある。

　3000年以上もの長きにわたって、食事と健康について体液から考える見方は優勢を保持した。中世になると、健康に対する食べ物の役割についての考え方は、金曜日の魚（金曜日は肉ではなく魚を食べるというカトリックの習慣）から聖餐（せいさん）にいたるまで、飲食はみな、断食や他の儀式などユダヤ教やキリスト教の教えの中に融合していった。ギリシャ・ローマ時代からの食べ物の医学への関わりへの考え方は

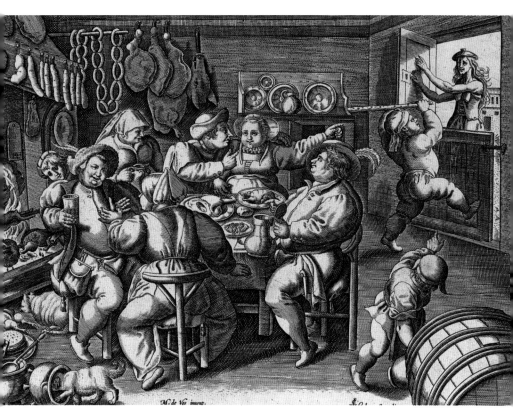

「豊かな食卓」。 ここでのイメージは肥満は物質的豊かさに通じる幸せな情景として
描かれている。 作者不詳、 マールテン・ド・フォスによる複製。 1563 ～ 1599 年頃
の作品。 （アムステルダム国立博物館）

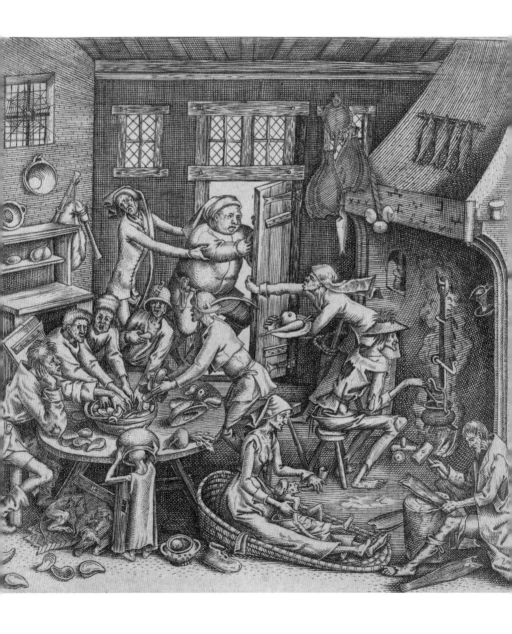

アラブ世界を経てヨーロッパへもたらされた。だが、そのアラブではその土地元来の考え方によって、たとえば、もともと（ギリシャやローマで）以前言われていたほど豚肉は健康にいいものではないなどと、やや歪曲（わいきょく）されながら、伝わっていったのだった。

　ルネッサンス期には養生法について書かれた本がたくさんある。たとえば、ローマ・カトリック教会の司書だったバルトロメオ・プラティーナ（Bartolomeo Platina、1421 ～ 1481 年）による 1465 年の『高貴なる喜びと健康について』（*De honesta voluptate et valetudine*）、これは食物と調理法について書かれた最初期の印刷本である。16 世紀の中頃からは、多くの人文主義者たちは明らかに中世のアラビア医学の衣を投げ捨てて、ガレノスへと回帰していった。時には、過剰摂取へ医学的警鐘を鳴らしたり、当時、ヨーロッパ各地の街角でみられた暴飲暴食の文化に対しても、道徳主義的な見方から、食べるべきものについてアドバイスしたりしていた。健康な食事法についてはある程度のコンセンサスがあったが、見方によっては驚くべき光景が多々あったのは事実である。1613 年に、（ベルギーの）ルーヴェンのイエズス会所属の修道士、レオナルド・レシウス（Leonard Lessius、1554 ～ 1623 年）などはこれに呆れて菜食主義こそが

「貧しい食卓」。ここでのイメージは痩せは物質的欠乏に通じる不幸な情景として描かれている。作者不詳、マールテン・ド・フォスによる複製。1563 ～ 1599 年頃の作品。
（アムステルダム国立博物館）

健康にいいのだと声高に示唆したり、また一方では、フィレンツェの人文主義者マルシリオ・フィチーノ（Marsilio Ficino、1433〜1499年）などは、健康なティーンエイジャーからの人血を医薬として飲むことを推奨したりもしていた。

## 肥満と痩せ

　食べ物は体重や体格、見た目や健康に関わることから、ダイエットという概念が現代の生き方の中で中心的な位置をしめるようになってきている。確かに、20世紀、21世紀において、肥満に代表されるような公衆衛生上の危機から、ダイエットに対してはたくさんの考え方や文化的表現、たとえば「サイズ・ゼロ・モデル」（長身軽量の極細モデル）への大騒ぎだったり、「ファット・シェイミング」（恥ずべき肥満）といった動きから、また逆にいわゆる「ファット・アクセプタンス・ムーブメント」（体型の多様性の擁護）といったものまで、さまざまな表現が出回っている。太っていることへの受け止め方は歴史的に見るとけっこう複雑で、それが病気の症状なのか、原因なのか、あるいは病気そのものなのかといった混乱もあってますます混迷の様を呈している。肥満について医学的関心が及ぶと、それはしばしば太った人や、怠け癖のある人、あるいは大食漢へ道徳的な批判（モラルアタック）が起こったりもするが、それはもともとキリスト教の信仰や、ギリシャ・ローマ時代のモラリストの活動に根ざしているものだ。しかし、太っていることへの医学的な見方は19世紀まではきわめて両義的なものであった。一方では、

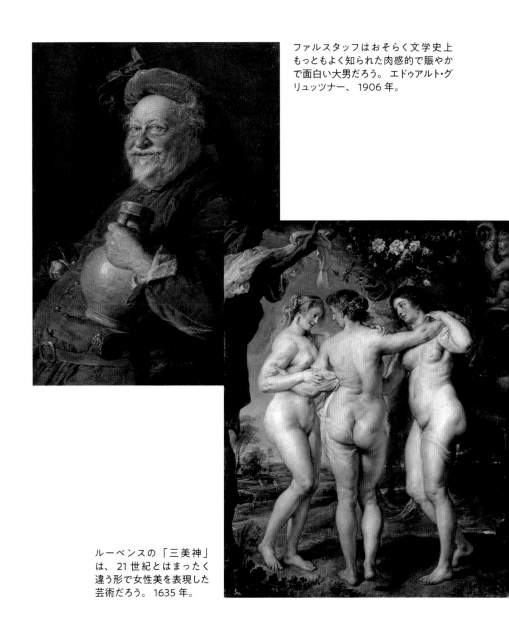

ファルスタッフはおそらく文学史上もっともよく知られた肉感的で賑やかで面白い大男だろう。エドゥアルト・グリュッツナー、1906 年。

ルーベンスの「三美神」は、21 世紀とはまったく違う形で女性美を表現した芸術だろう。1635 年。

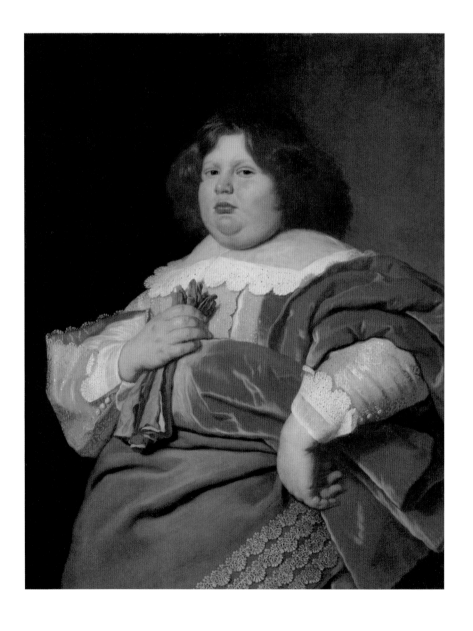

【右】よく使われる肥満の指標となるボディーマスインデックス（BMI）のイラスト。時にあいまいで不正確だとの批判もある。

【左】「ヘラルド・アンドリース・ビッカー夫人」バルトロメウス・ファン・デル・ヘルスト、1624年頃。（アムステルダム国立博物館）

**Obesity and Body Mass Index (BMI)**

$$\text{BMI} = \frac{\text{weight (kg)}}{\text{height (m}^2)}$$

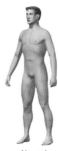
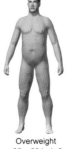
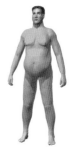

Normal
<25 kg/m²

Overweight
25 – 29 kg/m²

Obese
≥ 30 kg/m²

ルーベンスの描くふくよかなヌードからシェークスピアの劇中のこよなく陽気なファルスタッフ（「ウィンザーの陽気な女房たち」に登場する人物）まで、ポジティブに描かれた肥満を見つけるのはおよそ難しいことではない。他方では、医師はいつも必ず太り過ぎは健康を蝕むものとして責め立てるのが常である。

　太ることについての18世紀の議論をみると、危険性への忠告もあれば、良い方への恩恵を示唆するものもある。18世紀のスコットランドの医師、ジョージ・ケイン（George Cheyne、1672〜1743年）は、彼自身203キロにもなった肥満体だったのだが、白身の肉と野菜を推奨し、外国産の贅沢な輸入食品や、イギリス人エリートのモラルさえも、健康を損なうものとしてきおろした。しかしながら、とてもいい調子で「ふっくらと太ってかくしゃくと」しているとも言ったが、おしゃれなエリートの習慣もだんだんと鈍くなって、とてつもなく肥満に

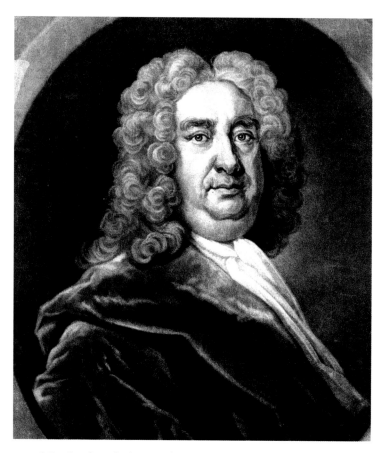

スコットランドのジョージ・ケインはダイエットについての有名な本をいくつも出したが、彼自身とても太った大男だった。
（ウェルカム図書館）

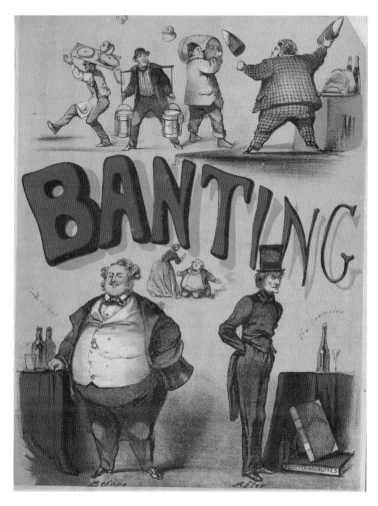

アメリカの劇場主で役者でもあったハワード・ポール（1830 ～ 1905 年）による楽曲「バンティング」の楽譜の表紙。
（ウェルカム図書館）

なってしまって、結局は嘆くことになってしまった。1800 年頃になると、肥満であることを疑いなく真摯に医学的な問題として捉え、おそらくこれは病気そのものである、と考えるようにシフトしていった。ダイエットするという現代の文化は、ある意味では 19 世紀の「バンティング現象」とも言える。バンティングとは、イギリスの栄養士で、葬儀屋でもあったウィリアム・バンティング（William Banting、1796 ～ 1878 年）からとられた名称だが、体重を減らすための自らの経験を書き綴った人である。数々の失敗談、たとえばスパに行くことなどから始めて、結局は、砂糖とデンプンと乳製品をやめることで自ら目指したゴールへ到達できたことを切々と説いている。その影響は、今日でもスウェーデン語ではダイエットのことを「バンタ」ということにも通じている。

　肥満につながる病的な過食についていうと、故意に食べなくなる拒食症（anorexia）やその対極である過食症（bulimia）が食にまつわる現代医学の論争でずいぶん目立つ存在になってきている。これらは、ある意味では、近代以前の医学における関心事とは次元を異にしている。中世のヨーロッパではレント（断食）という文化が広く浸透していたり、19 世紀にはいわゆるハンガーアーティスト（痩せ細った芸人）として有名だったクロード・スーラ（Calude-Ambroise Seurat、1797/98 ～ 1833 年）がいた

体重が 35 キロの男、クロード・スーラは有名な「痩せ男」だった。ジョージ・クリュックシャンク、1825 年。
（ウェルカム図書館）

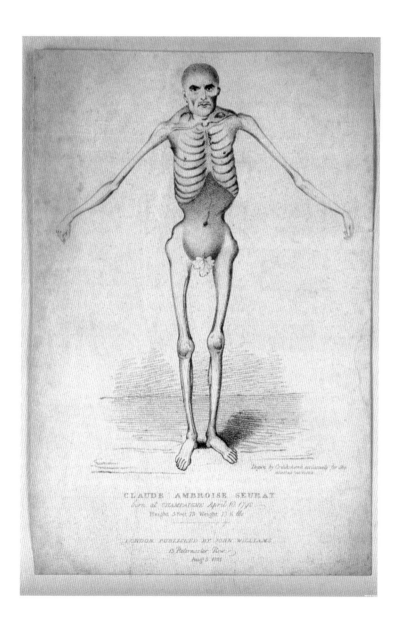

CLAUDE AMBROISE SEURAT
Born at CHAMPAGNE April 10. 1798.
Height 5 Feet 7½ Weight 77¾ lbs

LONDON PUBLISHED BY JOHN WILLIAMS
13 Paternoster Row,
Aug.ᵗ 5. 1825.

ことは事実なのだが、これらについてはその意味や状況が現在の食を遠ざける文化とは大きな違いがある。過去には拘束や禁欲といったことからくる逆説的な恍惚が背景にあったようだ。しかし自己調節やひとりでいることや陶酔感にからめて拒食症の患者がよく口にする「特別な感覚」や、また性的な主義や消費文化との間にも目にふれる関係性があることからすると、先の宗教的な意味合いとは大きく事情が異なる。神経性無食欲症（拒食症）が初めて診断されたのは 1873 年だったのだが、20 世紀後半になるまで、すなわち精神医学領域において高い死亡率をもたらすことから非常に重要な医療課題として捉えられるまでは、社会的関心も低く医学的な記述も少なくインパクトに欠けていた。

　故意に食べることを拒否することを推奨するいわゆる「プロアナ」（pro-ana）がある種のサブカルチャーとして広がってきて、特にインターネット上では、「脂肪よりマシな死」とか「飢餓は我が友、食は我が敵」とかいったスローガンが散見される。より広くとらえれば、これらの動向は本来ダイエットのメインストリームであったはずの「クリーンフード」への回帰運動から広がった昨今の食への不安や嫌悪感の一部でもある、と考えられなくもない。

## カロリーと危険な飲食物
　ダイエットを生化学やエネルギー消費の観点から理解しようとする現代の科学的な風潮は 19 世紀に由来する。もともと「カ

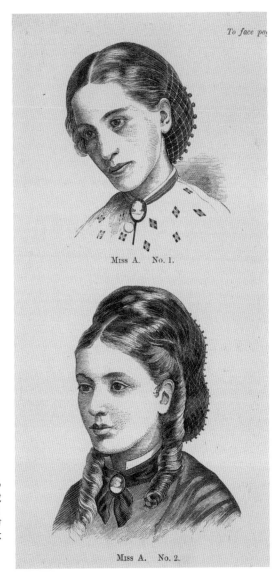

拒食症について初め
ての臨床所見を記載
したイラスト。ウィリ
アム・ウィッティ・ガ
ル「神経性食欲不
振」、1873 年。
（ウェルカム図書館）

ロリー」は栄養学として始まった言葉ではなく、フランスの物理学者ニコラ・クレマン（Nicholas Clement、1779 〜 1841 年）が 19 世紀初期のエンジンについての研究の中で、1 キログラムの水の温度を 1 度上昇させる熱量として定義したものである。1890 年頃には食事と人体の呼吸に関連して、医学の教科書の中でも使われるようになった。その後 10 年ほどして、アメリカの化学者ウィルバー・アトウォーター（Wilbur Olin Atwater、1844 〜 1907 年)が、体内に取り込まれた食物によって派生するエネルギーを測定するための「呼吸カロリー計測器」を開発した。のちのち食べること、飲むこと、そして運動することを含めたヘルスキャンペーンなどで汎用されるようになるのだが、その科学的基礎はここにある。1920 年代になると、アメリカの女医ルル・ハント・ピーターズがダイエットの議論の流れの中で数百万人の女性についてカロリー計算をし、その結果、「摂取カロリー」の限度を守りさえすれば、人が何を食べるかは何ら問題ではない、と結論した。それに対して、食品のタイプに焦点を当てた研究もある。たとえば、1825 年に、フランスのジャン・アンテルム・ブリア＝サヴァラン（Jean Anthelme Brillat-Savarin、1755 〜 1826 年）は、（政治的指導者として）彼の推奨した糖分とデンプンは避けよということへの批判に対して、こう諭している。「ならば、よろしい諸君、食べるがいい。食べて太れ。太く醜くなって、喘息もちにもなり、そして終いには自分自身のとろけた獣脂に埋もれて死ぬがいい」
　現代医学におけるダイエットに関するアドバイスの中では、

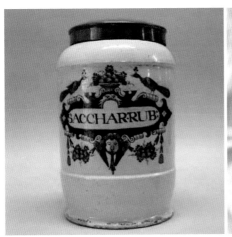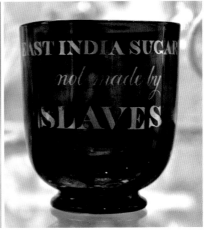

【左】医薬品としての砂糖。薬局のデルフト製の砂糖壺。1800 年頃。
【右】植民地での砂糖生産において奴隷制度が批判されるようになって、奴隷制度
への反対のキャンペーンや奴隷制社会をボイコットする動きの中で、このようなアイテ
ムも出現した。（ブリストル博物館）

「糖分」がもうひとつの悩みどころである。実際、砂糖そのも
のが医療の中で長く利用されてきた事実がある。ギリシャ医学
では砂糖、糖分についてさほどの関心はなかった。だが、中世
にヨーロッパがイスラム世界から移入した医療知識において
は、香辛料貿易の中でとても重要な役割を果たしている。それ
はいわば薬理学と栄養学の中間に位置していた。イタリアの神
学者トマス・アクィナス（Thomas Aquinas、1225 頃〜 1274 年）
は断食の間、砂糖は医薬のひとつとして摂取してもよろしい
か、あるいはそれは食べ物とみなされるのか、という質問に対
して、こう答えている。それは、「栄養分」として食べてはいけ

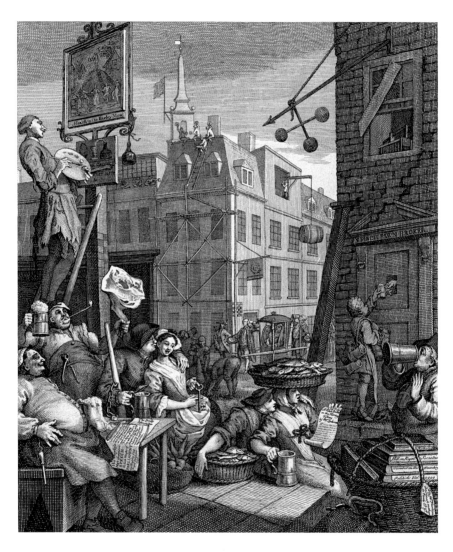

ビール通り。 ビールのあるロンドンの街中。 健康と幸福にあふれている。

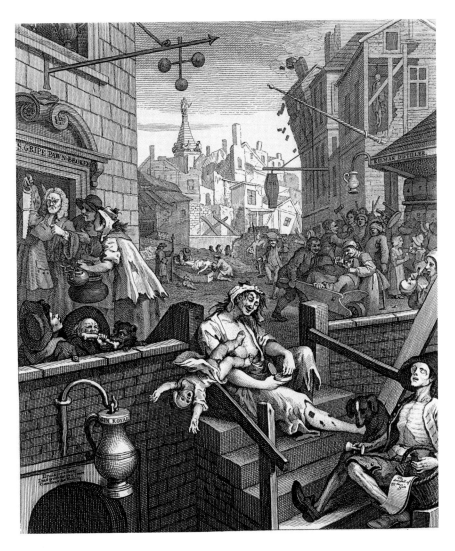

左に対し、ジン通り。　ジンのあるロンドンの街中。　こちらは病、悪、犯罪だらけだ。
（ウェルカム図書館）

ないが、「消化を楽にするもの」としては食べてもよろしいと。

　17世紀からカリブ諸島に奴隷を抱えた大規模農園が出現すると、大陸での砂糖交易が始まり、ヨーロッパで大量の砂糖が消費されるようになった。これが大きな医学的議論を呼び起こした。オックスフォード大学の医学者トーマス・ウィリス（Thomas Willis、1621〜1675年）が1674年に砂糖、つまり糖分を糖尿病と関連づけた。だが、この見方は1715年にイギリスの化学者であり医師でもあったフレデリック・スレア（Frederick Slare、1647〜1727年）から、母乳の甘さこそが砂糖がもつ健康をもたらす力に抗するもので、砂糖は薬として使うべきものではない、と批判を受けた。今現在でも、砂糖や糖分については医療分野での議論が分かれている。1970年代には、ウィリアム・ダフィー（William Duffy、1916〜2002年）やジョン・ユドキン（John Yudkin、1910〜1995年）らの著作を通して、現代の食品中の砂糖の含有量が大いに批判されることにもなった。さらに最近では、低脂肪食を好む人たちと（ケトン食などで）糖分を避けようとする人たちとの間でも新たな議論が巻き起こっている。

　アルコールに関しては、医学史上さらに複雑な経緯がある。それは近代以前の医学においてはもっとも頻繁に処方された医薬品でもあった。新約聖書の「テモテへの手紙」の中で聖パウロは、葡萄酒（ワイン）を医薬として示唆する節がある。「これからは水ばかり飲まないで、胃のために、また、度々起こる病気のために、ぶどう酒を少し用いなさい」（テモテへの手紙一5

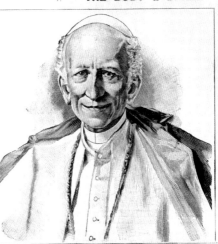

**MARIANI WINE**

**MARIANI WINE** Quickly Restores HEALTH, STRENGTH, ENERGY, & VITALITY.

**MARIANI WINE** FORTIFIES, STRENGTHENS, STIMULATES, & REFRESHES THE BODY & BRAIN.

Hastens Convalescence especially after INFLUENZA.

His Holiness THE POPE writes that he has fully appreciated the beneficent effects of this Tonic Wine, and has forwarded to Mr. Mariani as a token of his gratitude a gold medal bearing his august effigy.

**MARIANI WINE**

is delivered free to all parts of the United Kingdom by WILCOX & CO., 83, Mortimer Street, London, W., price 4/= per single bottle, 22/6 half-dozen, 45/= dozen, and is sold by Chemists and Stores.

この広告には、アルコール消費について時代とともに医学的にもまた社会的にも考え方が変わっていったことが象徴されている。 マリアニ・コカ・ワイン、 これはコカインとアルコールを含んでいたにもかかわらずローマ教皇が支持した。 (Alamy.com)

章23節）。（古代における）体液の考え方の中では、葡萄酒は熱と乾に関連づけられる。ガレノスは葡萄酒のことを、基本的に健康のためにすばらしい飲料と記述している。確かに、ガレノスは、葡萄酒は滋養となり、特に濃い赤葡萄酒などは「血液を濃くする」ものであるから、食物に分類すべきとも示唆していた。しかし、古代の医師は、葡萄酒は、もし過剰に、水と薄めずに消費すれば、実はそれが当時の典型的な飲み方ではあったのだが、肺炎、狂乱、不妊、下痢などの病気の原因にもなるともしていた。それにもかかわらず、葡萄酒は医療的な養生法にも使われ、治療にともなう薬理学の重要な一部となっていた。ヒポクラテスの教えのひとつには、子供を授かりたければ葡萄酒を適度に飲めとか、他にはそれを傷口に注ぐもいいとある。その後数百年間、葡萄酒は医療の主力であり続け、19世紀まで定常的に処方されていった。1765年には、スコットランドの医師ジェームズ・マッケンジー（James Mackenzie、1853〜1925年）は、葡萄酒はすべての酒の中で「もっとも聖なるもの」、「ためになる飲料、よく出される医薬、胃に対してもっとも繊細で、ありがたきもの」としながらも、身体に熱があるときは飲まぬようにと警告している。それ以来、フランスの医師たちがワインは健康にいいものだと口にしがちなことや、最近の医学研究で赤ワインの効能についてマスコミで広く書き立てられるのも、決して驚くにあたらないだろう。

　アルコールに比べると、茶はどちらかというと西洋では新入りだった。というのは、茶は古来、中国では長い歴史があ

るが、ヨーロッパで日常的に飲まれるようになったのは 17 世紀からで、それからも医療上の良し悪しについて長く議論されることになった。たとえば、1678 年には、オランダの医師コーネリス・デッカー（通称「ボンテケー」）（Cornelis Dekker（"Bontekoe"）、1640 頃〜 1685 年）が茶は血液の循環に関してとてもいい効能があるとしている。もうひとりのオランダの医師ピエテル・ベルナギー（Pieter Bernagie、1656 〜 1699 年）などはこれにすぐ反応して、ボンテケーが茶を喧伝するのは、おそらく彼（の研究）がハーブの貿易で利を得ている東インド会社から支援を受けているからなのだと釘を刺した。同じような議論はヨーロッパ各地で引き続き巻き起こった。1756 年に出版されたイギリスの実業家で慈善家でもあったジョナス・ハンウェイ（Jonas Hanway、1712 〜 1786 年）のかなり評判を呼んだ本の中で、単刀直入に、茶は健康も、経済も、またイギリスの繁栄をも妨害する「中国のドラッグ」だと言い放った。特に女性は傷つきやすいものだ、と言っている。

どれだけ大勢の愛らしい創造物である女性たちが、
消化不良をおこして元気を削がれ、気分は落ち込んで、
倦怠感やメランコリーに、
さらには二十ものいろんな病気に苛まれる。
それは神経症という以外、学者でさえまだ名前を知らない。
彼女らのダイエットを、飲み物を変えるよう言っておくれ。
他の何にもまして、お茶を飲むのはやめるよう。

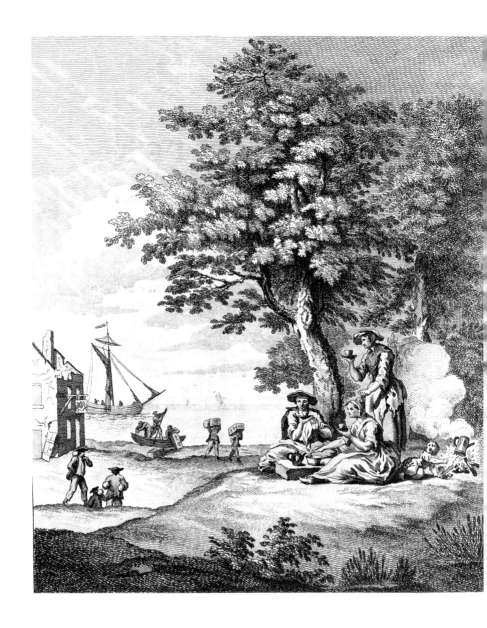

そうすれば、ほぼその身体すべてが健やかに戻りゆくだろう。

　ヴィクトリア朝の時代には茶を飲むことはさほど論争の種にはならなくなった。最近数十年は、茶の健康増進効果についてはかなりはっきりと明言されている。たとえば、イギリスの非営利団体である英国紅茶協会などは、こう言及している。「お茶はどのような種類であれ、癌や心臓病など生命を脅かすさまざまな病気から私たちの体を守ってくれる抗酸化作用をもつフラボノイドを含む」

## 現代における健康と食事

　20 世紀と 21 世紀においては、食べ物と健康の関係は世界中どの国にとっても、大きな政策的課題となっている。というのは、戦時下の配給にせよ、平和な時代における公衆衛生へのキャンペーンや補助金、無農薬の野菜や、農産品への添加物なども、国民が何を食べるかに影響するからだ。たとえば、ビタミンがとても関心を持たれている。ポーランドの化学者、カシミール・フンク（Kazimierz Funk、1884 ～ 1967 年）が 1911 年にその言葉を使い始めて、その後 1912 年にビタミン C を単離して以来、その概念は国民の食への政策提言や予算化にも急速

ヨナス・ハンウェイの 「茶についてのエッセイ」（1756 年）の表紙。 この本では健康、 道徳、 国の存続に関して茶の危険性が喧伝された。 幼児が焚き火に近づいていること、 茶でくつろぐ大人たちはそれに気づかずに平気でいることに注意。
（ウェルカム図書館）

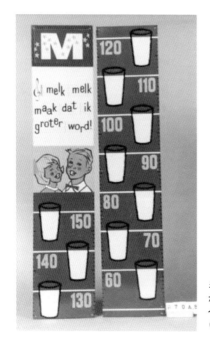

ミルク、ミルク、もっと大きくしておくれ。オランダの子供たちの健康増進へのミルクの宣伝広告。20世紀中頃。（Alamy.com）

に浸透して、1920年代には「ビタマニア」とまで揶揄されるようになった。今日でも、アメリカで売られている牛乳はビタミンDが添加された強化牛乳である。広くみれば、牛乳、特に子供向けのミルクは、多くの国で国民の健康政策において重要な役割を果たしてきた。オランダでは栄養状態の改善のために1935年にスクールミルク（学校給食でのミルク）が導入され、子供が毎日口にする食品についてはたくさんのヘルスキャンペーンがはられたりもした。

　過去30年ほどの間には、食品や飲料についての医学的な提

言のあり方が、政治的また文化的な背景をもとにまた変化してきている。今や、人々が食するものの生産、宣伝、消費についての議論も、個人の選択の自由という考え方にはまってしまって、自由市場「フリーマーケット」の考えの下に政府の目標とする公衆衛生政策に拮抗することもある。美徳や悪徳といった新語が、顔や食について自分でコントロールすること、つまり自制心と関連づけられるようになってきた。以前なら性的なことがらだけに関係したモラルトーン、あるいは「誘惑」とか「退廃」といった言葉なども、今ではすっかり食にまつわることがらに転化されてきている。このようにシフトした重要な理由のひとつは、かつては繁栄の象徴であった肥満体型が、今は貧困とも関係するようになり、社会的地位や権力や性的な好みのすべてを食の消費傾向の問題へとすりかえてしまったことにある。食の健康へのインパクトはこの状況の流れの中でしばしば修辞的な意味合いをもつが、最近の調査結果によると、西洋の女性のかなりの割合の人が、自分の「理想的」な体重を維持するために1年の命を犠牲にしているとさえもいわれる。健康という概念そのものがこの考え方を主導しているというわけでは決してないのである。いま、公衆衛生上チャレンジすべきは、論点をしっかりと健康と幸福へと戻すことで、食にまつわる他のもろもろのことがらに惑わされないようにしなければならない。

110

参考文献

E. Abbott, 2011. Sugar: A bittersweet history. London: Overlook.

M. Weiss Adamson, 1995. Medieval dietetics: Food and drink in regimen sanitatis literature from 800 to 1400. New York: Peter Lang.

K. Albala, 2002. Eating right in the Renaissance. Berkeley: University of California Press.

S. Gilman, 2008. Fat: A cultural history of obesity. Cambridge: Polity.

J. Griffiths, 2011. Tea: A history of the drink that changed the world. London: Andre Deutsch.

A. Guerrini, 2000. Obesity and depression in the enlightenment. Oklahoma: University of Oklahoma Press.

R. Phillips, 2001. A short history of wine. Harmondsworth: Penguin.

E. Spary, 2012. Eating the enlightenment. Chicago: Chicago University Press.

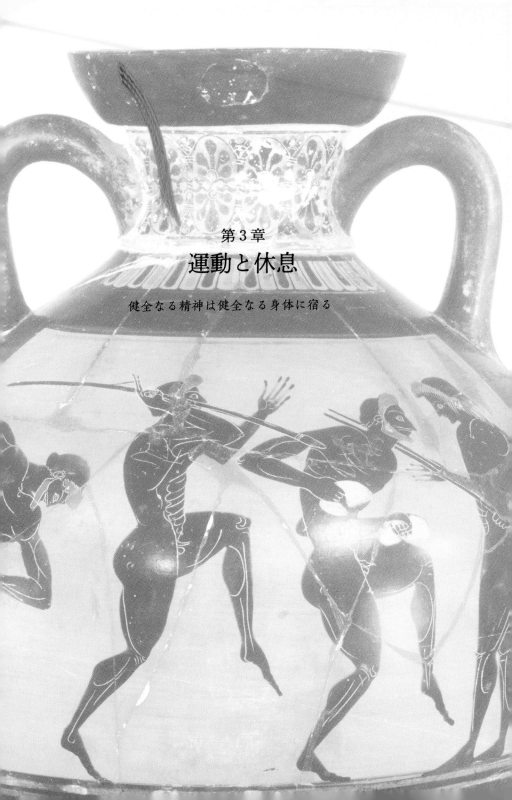

# 第 3 章
# 運動と休息

健全なる精神は健全なる身体に宿る

多くの読者は古代ローマの風刺詩人ユウェナリス（Decimus Junius Juvenalis、60 〜 128 年）のラテン語の詩の一節「健全なる精神は健全なる身体に宿る」（Mens sana in corpore sano）をよくご存知であろう。ユウェナリス自身は他のことを言っていたつもりであったとしても、この一節はしばしば精神と身体の健康にはつながりがあることを示すものとして引用されてきた。健康なライフスタイルを推奨することに、また医学校や医療組織、あるいはまた各種スポーツ団体の理念としてもよく使われている。古代ギリシャがスポーツを「発明した」といえば言い過ぎだろうが、そこでのアスレチック競技の伝統が現代のスポーツやボディー文化に強い影響を及ぼしていることは事実であろう。

## 古代ギリシャの競技場（ギュムナジオン）

　古代ギリシャの競技場の勃興はおよそ紀元前 6 世紀頃とされる。競技場（ギュムナジオン）は都市の周辺部に発見されることが多い。そこで多くの若者たちが、重厚に装備された戦士の集団として次の戦争のために鍛え上げられたのである。そこでは、高いレベルでの基礎体力と規律性が要求された。その目的は軍隊養成にあったとしても、競技場が始まったのは、その当時のオリンピックのような国際的なアスレチック競技の始まりとも関連するものだった。競技場にはさまざまな年齢層の男たちが集まった。少年や青年はそこへ行って、レスリング、短距離走、長距離走、やり投げなどを練習した。そこはまた、才能ある若武者たちがオリンピックゲームや他の競技会で陸上での

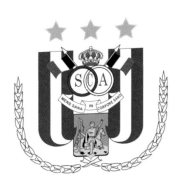

ブリュッセルのプロサッカーチーム、アンデルレヒトのロゴマーク。その中央に「健全なる精神は健全なる身体に宿る」のラテン語が記されている。

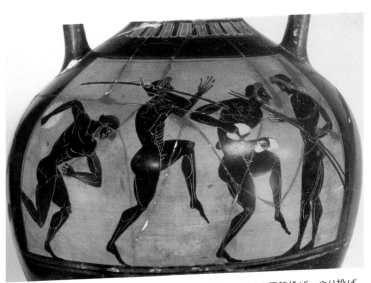

古代ギリシャのアンフォラ（陶製の器）。近代五種競技のうち円盤投げ、やり投げ、砲丸投げの描写。右には槍をもつ男。
（ライデン国立古代博物館）

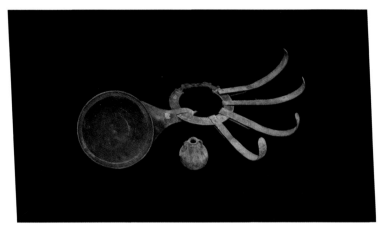

ストリギリス（肌かき器）一式。 ローマ時代の競技者は運動後の汗や脂や埃をこの
ようなストリギリスで掻き取った。 この道具は時にはケースに入れて捻挫や痛みの治
療用の医療器具グロイオスとして売られたりもした。
（ウェルカム図書館）

最初の成功を収める、その第一歩を踏み出す場でもあった。そ
れぞれの町は若者の身体活動を監督するため専門的な指導者を
採用した。若者たちは同時に軍隊の訓練も受けた。弓（アー
チェリー）や乗馬の鍛錬があり、強い忍耐性や規律性が求めら
れた。しかし、若者だけがそこにいたわけではなかった。レス
リング場や競技トラックにはもうさよならするような年齢層の
壮年者や初老の人たちも、時には見られたのである。いくつか
の周辺の町は、独自の競技場を保有していた。競技場は運動の
訓練のためだけではない。すぐれた文学者や演説家や音楽家た
ちなど広い分野の知的教育活動の場でもあった。偉大な哲学者
のプラトン（Plato、紀元前 427 〜 347 年）やアリストテレスな

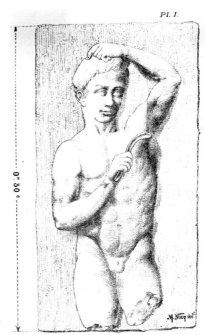

PI. I.

0ᵐ 30ᶜ

ストリギリスを使う若者。（ウェルカ
ム図書館）

ども、アテネの競技場を自分たちの活動のベースにしていたの
である。このように、競技場は古代都市国家における市民教育
の中心となっていた。紀元前 300 年頃からは、新しい競技場が
都市の中心部に建設されるようになったが、それらはもっぱら
国王や町の裕福な慈善活動家たちの寄付によるもので、記念碑
的な堂々とした建造物になっていった。もっとも壮観な例は、
おそらくペルガモンにあるアクロポリスの巨大遺跡であろう。
しかし、古代ギリシャの各都市に、市民生活で中心的な役割を
担う競技場が存在していたのである。

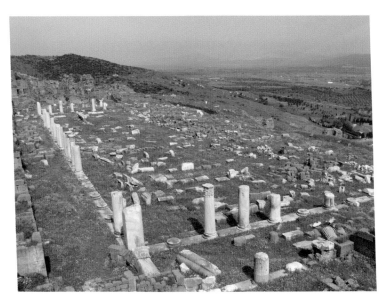

ペルガモンの競技場遺跡。
（写真 C.G. Williamson）

　スポーツを最高のレベルにしていくことはとても重要なこと
と考えられていたのだが、それは批評家なしには達せられな
い。鍛錬する者に加えて市民の身体のケアをする他の専門家集
団がいて、たとえば、多くの都市で医師が競技場の中でも活動
していたことに気づく。医師（iatroi）とトレーナー（マッサー
ジする人 ［paidotribai］、オイルを塗る人 ［aleiptai］）はいつも一
緒に協力して作業する必要があった。1世紀頃には、その両方
の技術を兼ね備えた新しいタイプのアスレチック・トレーナー
（iatroleiptes）が存在していたことも私たちは見出している。

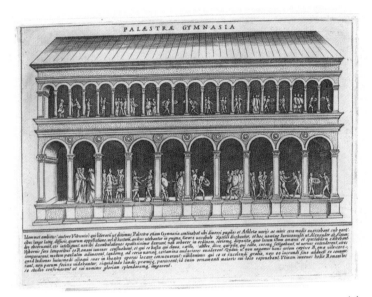

PALÆSTRÆ GYMNASIA

17世紀に描かれたローマの体育場の様子。ジャコモ・ラウロ（1612～1628年）。
（アムステルダム国立博物館）

しかしながら、トレーナー（それはしばしばかつてのアスリートだった人）とドクター（その手技はヒポクラテスの体液理論に基礎をおいた人）との間には激しい意見の対立もあったことがわかっている。健康的なライフスタイルを維持するためにはエクササイズが欠かせないと考えられていた。だが、過剰は避けなければならない。ヒポクラテス自身が、過剰な運動状態、不健康な状態をさす言葉として「アスレチック・コンディション」を記述している。その後の人々もおおむねこの見方を踏襲している。ローマ時代の医師ガレノスなどは、アスレチックで

E

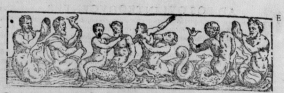

# GALENI DE OPTIMA SECTA
## LIBER AD THRASYBVLVM
### Iunio Paulo Crasso Patauino interprete

F

*Quale esse debeat praeceptum cuiuslibet artis.* CAP. I.

Ingula medica praecepta, atq; vniuersum omnia praecepta in primis uera esse debent, sed o utilia, tertio iactis principijs consentientia: ex his enim trib. legitimū praeceptum dijudices: nā si unum ex dictis praecepto desit statim neq; praeceptū id dici merebitur. Cum artes nāque ex praeceptis, & his non quibuslibet constent, sed primum multitudinem quandā cōprehensionum esse oporteat, deinde & ad aliquod conducibile pertinere, propterea omne preceptū uerum esse & vtile & consecutionem quādam nō solū ad praemissa principia, sed etiam ad reliqua praecepta habere necesse est. Quatenus. n. sub comprehensionem quodlibet praeceptum cadit, ea ratione uerum esse opus est, falsi nanq; comprehensio nulla est. quatenus autem ad finem aliquem uitae commodum pertinet, eò quodque praeceptum utile esse ac necessarium affirmādum est: cōprehēsionum autem collectionem ad praeceptorum inter se, & cum subiecto principio consensum quaere re opus. At, quoniā, quēadmodum sub uno principe subditorum multitudo mente concipitur, sic & praeceptū ad ante iactum principium refertur, ob id omne praeceptum, uerum, utile, cōsentiensque esse necessario dicendum. Quare, si tribus ijs omni artificiosum praeceptum censetur, liquidum est & medica precepta ijsdem esse dijudicanda. Igitur, quandoquidem, uerum quale nā sit, & quo modo ęstimetur, non semper in conspicuo est, neq; utile, neq; cōsequens facile deprehendi possunt, notas horum aliquas, iudicandique instrumenta in primis tradere necesse fuerit.

†Est in gr. sute rea τῶν αἰχ̈ư i. principium

*Quomodo verum aestimetur, & diuersa esse indicia.* CAP. 2.

VErum sane ex orationis cum rebus concordia ęstimabitur. Sed qñ rerum aliquę euidē tes sūt, aliquę latentes: & euidentium aliquę per se innotescunt, vt albus aterq; color aliæ non per se, sed ab alijs claritatem adipiscuntur, ut quæ signis deprehenduntur: rursum rerū sensui abditarum aliquæ intellectui perspicuę & sunt, & dicuntur, ut bis duo quatuor cōstituunt: aliæ per ostensionem cognoscuntur, ut id, quo bene uti licet, eodē & abuti, & quę sequūtur, oportet semper sermonem, ac preceptum, ad speciem propositę rei, de qua sermo est, aut ad quam pertinet praeceptum, referre, ac, si de re aliqua euidenti sit, ad illam accommodare: si uero dere occulta, considerandum, nunī alicui occultarum rerum sit consentiens. Iudicia autem de rebus euidentibus, atque occultis differunt, Quęcunq; enim euidentium rerū per se de ipsis notitiam pariunt, sensu dijudicantur, ut album & atrum. Quare medici illi iure tuniude ridendi, qui de rebus euidentibus sententiam non sensorijs, sed demonstratione aliqua ferre conantur: quēadmodum nimium & Asclepiades de membranulis in corde insitis disputans, Erasistratum praecepta esse contendit: Herophilum enim, qui multa corpora inciderit, eas non uidisse: cum ipsi liceret ad euidentis rei scrutationem, ut decebat, accedenti, de re postea ferre sententiam, & non fatuis opinionibus fidem habere. Itaque rerum euidentium, quęcunque per se deprehendi ualent, iudices sunt, ut supra retuli, ipsa sensoria. Sed euidentium quidem, non per se autem cognitorum index est obseruatio. eorum uero, quę per signa percipiuntur. Iterum abstru satum rerum, sicut plures sunt dię, ita & diuersa iudicandi instrumēta: ex abstrusis autem aliquę intellectui perspicua sit, ut hoc fieri non posse, ut idem homo Athenis, simul atq; in Aegypto sit: aliqua per ostensionem cognoscuntur: de perspicuis intellectui iudicium ex communi omnium hominum conceptione habetur: at, quę ostensione percipiuntur, per consensum cum his, quæ ab omnibus conceduntur, dijudicantur: rursus concessi dijudicatio in plura diuiditur, aut enim ex consensu cum euidentibus, aut cū perspicuis intellectui, aut cum demonstratis concessum dę scernitur,

最高のレベルで鍛錬するのは、健康なライフスタイルからして
みればそれを損ないかねないと確信していた。プロフェッショ
ンを誤用する野蛮な田舎者、とも形容したが、そのようなト
レーナーに身体を委ねるべきではないとまで警告を発した。ヒ
ポクラテスのような医師、すなわち「人間の身体の本当の中身
を知り尽くしたような者」のアドバイスに従ったほうがよいの
だ、と。言い換えると、要は、ガレノスは自分を売り込み、ま
た彼の一派の医師たちを競技場の真のマスターとして売り込ん
だのであった。彼らの主張する養生法のポイントは、バランス
を維持することが重要、ということだった。そして、高いレベ
ルでのスポーツを維持するために、勧められる運動としては、
小さなボールを使ったもので、実際、「小球を使ったエクササイ
ズ」はガレノスの著作のひとつのタイトルにもなっている。
　　トレーナーたちもこの議論から逃げはしなかった。彼らは自
分たちのハンドブックの中に、たとえばレスリングに対する
最善の練習法を記述したりしている。3世紀の著作家であった
フィロストラトス（Lucius Flavius Philostratos、170頃〜247年）
によって書かれた書物の中には、トレーニング方法についてと
ても雄弁に語ったものもある。そこでは、医師たちの議論への
反駁が克明に書かれているのである。以下にみるように、続く
時代でも意見の食い違いがまた繰り返されることになる。

ガレノスの著作『健康について』（*Thrasyboulus*）の表紙。ここでは、健康というも
のが医学に属すのか運動に属すのかが論じられている。
（フローニンゲン大学図書館）

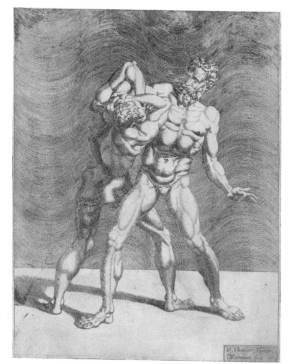

【右】ふたりの古代レスラー。マールテン・ファン・ヘムスケルク、1553年より。
（アムステルダム国立博物館）

【下】紀元前5世紀の墓碑にある競技イメージ。左端の男は小球の運動、小さな玉を投げ上げるようなしぐさをしている。
（アテネ国立古代博物館）

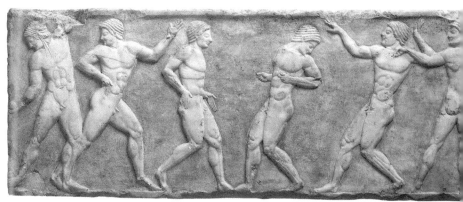

## 中世の騎士のスポーツ

　中世のヨーロッパでは、真剣なトレーニングやエクササイズ
をするための部屋や、レクリエーション・スポーツと呼ばれる
もののための部屋があるなど、独特の運動環境を取り揃えてい
た。しかし、中世のスポーツやボディーカルチャーは、古典的
な考え方である市民生活と身体運動の相互連結とは無縁で、す
べては労働者(たとえば農夫)、騎士、聖職者など、職種ごとに
確固として存在した分断された社会背景をもとに、中世なりの
新たな社会的理想とされるものへと変化していった。

　中世の騎士については多くの資料がある。騎士の身体活動は
戦士としての活動に結びつけられるべきものであって、彼らの
社会的独自性との関係も重要であった。騎士や他の貴族は、
身体をよく鍛錬しなければならなかった。中世の歴史家のア
インハルト (Einhard、775 頃〜 840 年) によれば、カール大帝
(Charlemagne、748 〜 814 年) は乗馬と狩り、またスチームバ
スや水泳によって身体の状態を維持していたという。しかしな
がら、肉体的なトレーニングは貴族には必要なかった。カロ
リング朝の年代記には、842 年にストラスブールにいたフラン
ク族の軍隊が捕らえられ捕虜となったのだが、その際にもエク
ササイズをさせている。それはひとつには自軍の方針に合うよ
うに制して鍛錬させようとしたのと、もうひとつには時間を
稼ぐためでもあったという。こうした歴史的流れの中では、
(時代社会が安定した) 中世盛期になって初めてトーナメント

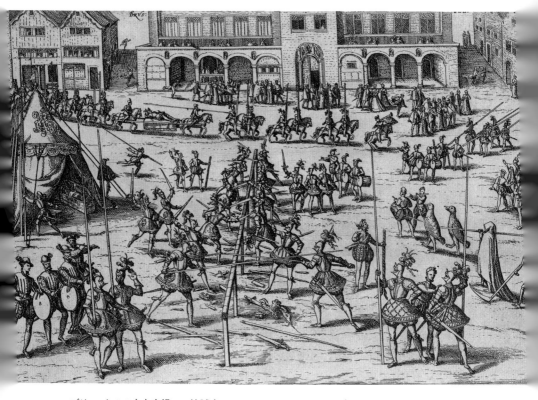

ブリュッセルの中央広場での槍試合。フランス・ホーヘンベルフ（Frans Hogenberg、
1535 ～ 1590 年）。
（アムステルダム国立博物館）

　（Tournaments）といわれるものが主要なスポーツとして沸き
立ってゆく。中世前半はその基礎固めの時代であった。
　　トーナメント、いわゆる馬上槍試合は 11 世紀のフランスで
生まれ、そこから急速に広まっていった。それはイングランド
やネーデルラントやドイツにおける騎士文化のひとつとして

しっかりと組み入れられた。馬上槍試合を戦う人たち、すなわちトーニー（Tourneys）は、社会的地位や影響力がそれなりに期待される高貴な貴族をメンバーとして組織された。典型的な騎士は貴族の家系の若息子であり、それゆえ自分の領地や確たる地位がまだない若武者であった。有名なイングランドの騎士、ウィリアム・マーシャル（William Marshall、1146 ～ 1219 年）がその一例である。

　現代のテニスプレーヤーのように、彼らは馬上槍試合の対戦予定表に沿って活動していた。初期の馬上槍試合はたいそう危険なイベントで、多数の競技種目があった。完全武装した騎士のチームとその補佐役たちが、敵軍の騎士を馬上から引きずり下ろし、人質として召し取った。捕らえられた騎士が保釈されるには、それなりの身代金を払わねばならない。競技に勝てば、こうして財を得ることができた。馬上槍試合は暴力的なイベントであって、犠牲となった者もいたが、敵軍を殺すことは決してこのゲームの目的ではなかった。彼らはしばしば敵軍を挑発した。これに対して教会からの禁止令がだされたのは1130 年に遡るが、その批判の矛先はもっぱらその競技の暴力的な実態へというよりむしろ、馬上槍試合に付随した度を過ごした飲酒やギャンブルや祝宴に対してのものだった。

　馬上槍試合は歴史的にはその後、制度化され、スポーツ化され、さらには劇場化していった。15 世紀には、馬上槍試合は都市部でのイベントとなって、だいたいはマーケットスクエア（街の市場）や王宮前の広場で開催されるようになり、庶民の

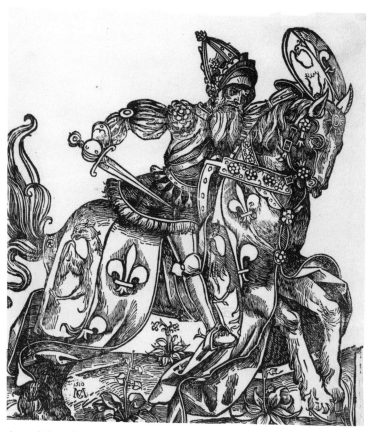

カール大帝。 盾と鎧には家紋が施され、 いわば陣羽織の勇姿である。 作者不詳、
1500 ～ 1599 年。 (アムステルダム国立博物館)

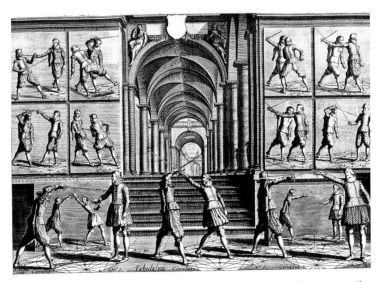

剣術指南書、オランダのフェンシングマスター、アントウェルペンのジラール・ティボー
(1574 頃〜 1627 年) 著。
(フランス国立図書館)

娯楽、エンターテインメントの様相を帯びるようになっていっ
た。1460 年に出版されたルネ・ダンジュー (Rene d'Anjou、1409
〜 1480 年。中世フランスの王族) によってまとめられた本も
含めて、その頃出た規則書には、いろいろと細かい規則が書か
れ、馬上槍試合がもたらすであろう歓楽や、それに付随する壮
麗なショーや祝勝ファンファーレの類を賞賛し讃えている。医
学的な見方もひとつの役割を果たすようになったが、それはあ
からさまに否定されることはなかった。1402 年にはイタリア
の人文学者ピエロ・ヴェルゲリオ (Piero Paolo Vergerio、1370 〜

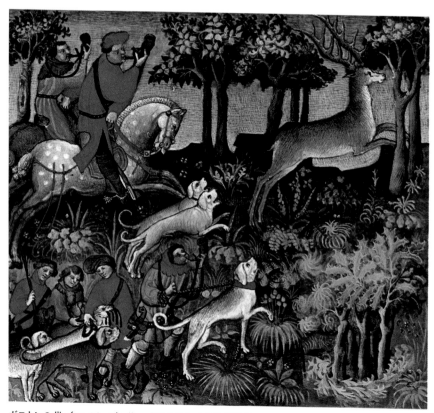

ガストン3世（フェビュス）著、「狩の書」より狩猟風景。1387～1391年頃。

1444年）が彼の著書『広範な病』（*De Ingenius Morbis*）の中でこ
う言っている。思春期の若者への肉体運動の指導はまず軽い運
動から開始し、しだいに増強するにしても、ジョスト（騎士の
一騎打ち競技）のような激しい運動はずっとあとに実施すべき
である。軍隊の教練を実質的な目的とするようなことはしだい

に薄れていったのである。高貴な地位にあることを身体的に証
明するのは、優雅さや器用さが追求されて、残忍なまでの剛力
を誇示することはなくなっていった。その結果、一国の支配者
や貴族たちも、スポーツとしてのジョストにもしだいに興味が
薄れてしまったのである。

　高貴な人たちが好んだもう少し違った形の身体運動は狩りで
ある。これは貴族階級(女性も含めて)に独占的な娯楽ではあっ
たが、健康にすこぶる資するものだった。中世の健康への指南
書『健康全書』(*Tacuinum Sanitatis*)にもハンティングのヘルス
効果が記述されている。

## ボールスポーツ（球技）

　しかし、身体運動（フィジカル・エクササイズ）は何も貴族の
ようなエリートに限定されたものだったわけではない。中世か
ら近世に至るまでの間には、新しい運動文化が出現してくる。
その中にはいろいろな形でボールを使った球技が中心的な役割
を果たした。サッカーやテニスは 19 世紀のイギリスで始まっ
た現代スポーツの典型とみられているが、その起源は中世、い
や、先に述べたガレノスの論文にあった「小球を使った運動」
のことを思い起こせば、むしろ古代ギリシャにまで遡ることが
できるのである。球が好まれるのは社会的なある種の階層に限
定されることではなかった。中世の城や修道院は自分たちだけ
が利用できる室内球技場を備えていた。都市の市街や田舎の村
では、どの階層の人も屋外で球技を楽しんだ。

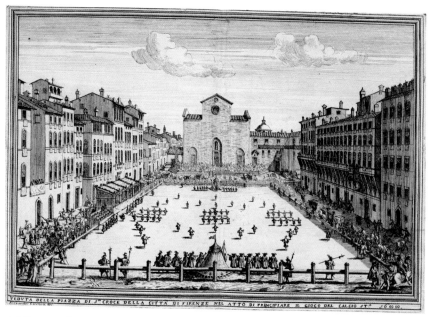

カルチョ・フィオレンティーノの競技場と開始位置、1688年。

　12世紀にウィリアム・フィッツスティーブン（William Fitzstephen、生年不詳〜1191年頃）がロンドンのことを書いているが、学校の生徒やギルド（商業組合）のメンバーらが「昼飯の後」に自分たちのボールを持ち寄って、市内の広場など空いたところでサッカーに興じていたことがわかる。しかし、サッカーや他の球技もイギリスに限ったことではなかった。それらの試合はドイツからイタリアまで組織され、またフランドル地方やピカルディー地方（共にフランス北西部の丘陵地）でも実施された。ゲームのルールは地域ごとに、あるいは村ごとにあっ

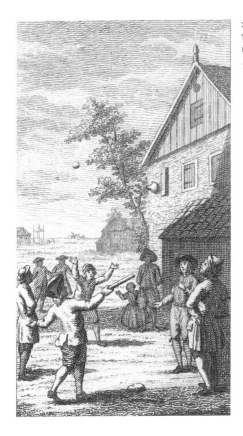

オランダの12種のゲーム、
1750年頃から。「キーセン」（フ
リースラントのハンドボール）。
（アムステルダム国立博物館）

たようだが、さしたる違いはなかったであろう。何人でプレー
するかは、これもまちまちだったが、時には数十人が一堂に会
してプレーすることもあった。

　これらの球技は人々が暮らす村や地域の生活に密接に関係す
るもので、村内や村と村の間、あるいは都市の地区での喧嘩や
騒動になったりすることもあった。そんな状況であるから、キ

　リスト教会や街の指導者たちがこういうイベントを統制しよう
と時々試みることもあったが、さしたる効果は上がらなかった
としても不思議はなかろう。最も有効な調整の試みがイタリア
で起こったことがある。フットボールは「カルチョ」（calcio）
と呼ばれていた。ジョヴァンニ・デ・バルディ（Giovanni de'
Bardi、1534 〜 1612 年）がそのカルチョのルールについて最初
の出版物を刊行した時、フィレンツェ市が 16 世紀以来、カル
チョの中心たる都市であると明言していた。今でもカルチョ・
ストリコ（Calcio Storico Fiorentino）は毎年、本試合が行われて
いるが、それはサンタ・クローチェ教会の前の広場で各地区の
代表で競われる。私たちの常識からすれば、今なおかなり過激
なゲームである。
　他の球技にはそれほどの危険性はない。12 世紀に、新しい
球技が出現した。「ペロータ」（pelote、フランス語で玉を意味す
る）とか「ジュドポーム」（jeu de paume、フランス語で手のひ
らのゲームを意味する）として知られるもので、ボールは手で
扱う。ドイツ語ではこれを「カーツェン」（kaatsen）というが、
これは英語での捕球、"to catch" に関係した言葉である。
　これはフランス北部からすぐにヨーロッパ全体に広まった。
そしてオランダの州であるフリースラントには 16 世紀になっ
て入ってきた。今ではすっかりフリースラントの人々の典型的
なスポーツと考えられている。この球技は社会的にあらゆる階
層の人々に愛されている。裕福な市民や貴族らは自分たちだけ
のボールコート、すなわち球技場を建てた。オランダで最初の

ボールコートはハーグにあるビネンホフにつくられたが、それ
はオラニエ王子のためのものだった。その皇室のコートや他の
ものも、ゲーム人気から宿屋の主人や起業家たちの格好の投資
対象として見られるようにもなった。

　いくつかの町には市民用のボールコートもあった。フロー二
ンゲンには 1569 年に（旧市街西側にある）ルトケ二ーウ通りに
市のボールコートができ、それ以降も各所に広がっていった。
この球技自体は決して過激なものではないのだが、時々騒動の
種になったりもした。フローニンゲン市の記録には 1639 年の
条例が残されている。それは当時のアデュアルト（フローニン
ゲンの北西部郊外の村）の法務官だったアルベルト・センデル
ス（Albert Coenders）が編纂しているが、日曜日には球技など
を禁ずるというものだった。このような禁止令の動きが出たの
は、この類いのゲームに伴いがちな賭け事とか飲酒によって日
曜日の安息が阻害されることを恐れたからだった。

　17 世紀には、カーツェンはオランダではしだいに「コルフ」
（kolf）へと移行していった。コルフは（名前の通りパターゴ
ルフの類で）、決められたコートでするものだが、冬場の凍っ
た川や運河でも行われた。その光景はオランダの多くの冬の情
景を描いた絵画にあるとおりである。アイススケートもまた人
気があったが、これは典型的なオランダの娯楽だと思われてい
る。軽い運動にもなり、また（男女含めて）社交的な出会いの
場にもなった。その一方で、かなりの高額の賞金を競うスピー
ドレースにもなっていた。

## スポーツ、エクササイズと健康

　スポーツや身体運動（エクササイズ）は楽しい娯楽として、あるいは競技を勝ち取るための厳しいものだが、その一方で身体の健康へのポジティブな効果が広く期待されもしている。16世紀以降、医学的なハンドブックが刊行され、運動効果について強調した指導書の類も残されている。こうした著作では、しばしば古代ギリシャ・ローマ時代に遡って記述されることがある。有名な例は、16世紀の医師ジロラモ・メルキュリアーレ（Girolamo Mercuriale、1530〜1606年）による『肉体鍛錬の技術』（*De Arte Gymnastica*）である。このすばらしい書物は「ギムナスティカ」、すなわち古代から伝わる複雑に構成された身体運動（いわば、肉体鍛錬法、身体訓練術）についての歴史をイラスト付きで紹介している。ジロラモの理論は、肉体的なエクササイズを自分の身体を維持する方向での医学（いわば保持医学）の構成要素として捉えるところに重点を置いた考え方で、それは病気を予防し、健康なライフスタイルを維持することを目的としたものだった。同時代の他の人もそうだったが、ジロラモは健康と運動についてヒポクラテスやガレノスからの古典的な理論をかなり多く踏襲している。ガレノスの見方からすると、動きというのは肉体が熱を逃すことで、動きを自分でしようがされようが、それはどうでもいいと考えた。馬に乗るとか、セダンチェア（17、18世紀に使われた椅子籠）に揺られていくことでも、自分で何か運動をすることに比べて効果がない

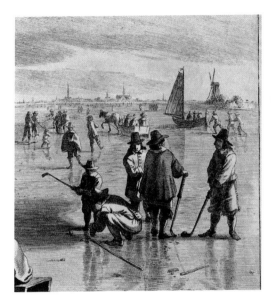

コルベン（オランダ式ゴルフ）。氷上の娯楽より。ピーテル・ノルプ（Pieter Nolpe、 1613～1652 年）（アムステルダム国立博物館）

とは思わなかった。この点についてもう一つつけ加えると、運動の効果は、身体から過剰な熱を排出する医療行為である瀉血と何ら変わることはないと思われていたのである。

　こうした医学的視点からの著者たちは、その先人たちと同じく、中程度の身体運動（エクササイズ）の健康効果を確信していたが、過度なトレーニングやあまりに専門的なものは危険を伴うものと解釈していた。メルキュリアーレの著作などが目的としたことは、運動指導の（上級の）指導者たちに理想とされる健康なライフスタイルへ導く手法を伝授することだったが、同時にその指導者たちにそれなりの社会的地位を与え、また指導者としてのモラルを磨くことでもあった。身体運動すなわち

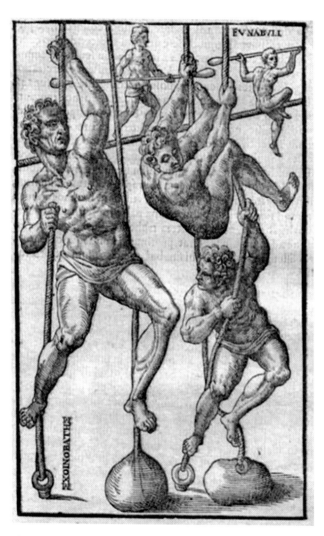

ジロラモ・メルキュリアーレ著 『肉体鍛錬の技術』
（ウェルカム図書館）

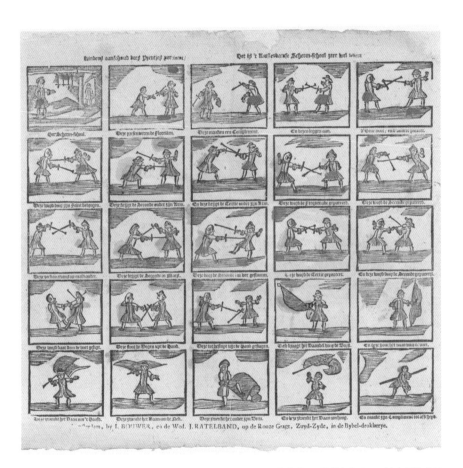

アムステルダムのフェンシングスクールでの武術教本。子供たちはこの絵から熱心に学ぶ。1794〜1804年。（アムステルダム国立博物館）

エクササイズは、その時代の貴族階級やブルジョアなど上流階級の人々にとっても、それぞれの自己改善へ向けた継続的なプログラムの一部にもなって、身体の健康ばかりでなく洗練性、エレガントさの追求にも同じように重要とみられるようになった。疲弊するような激しい運動よりも、静かに歩くことのほうが好まれた。世代を重ねるにつれ、乗馬、舞踏、剣術（フェンシング）などがエリートたちのカリキュラムの中心を占めるようになっていった。大学でもフェンシングの指導を受けられる機会があった。フローニンゲンでは大学の一角（当時はピケルスホフと呼ばれた建物）にあった。

　専門の指導員を雇用するとともに、社会的に繁栄したその時代の運動についての知識の規範としては、今なお古典的な知識が活用され、古代ギリシャの体操や競技場についての参考文献を権威者たちに明示した指導書が出版されたりした。フローニンゲンの教区牧師だったテオドルス・アントニデス（Theodorus Antonides、1647 ～ 1715 年）が初めて（古代ギリシャから続く）オリンピックについての近代史（テオドルスの息子メナルドスによって 1735 年に出版された）を著した目的は、自らの少し落ち込んだ気分をリフレッシュしつつも、高潔なる読者たちへのいわば新約聖書として（運動の意義を）理解してもらうこと、つまり貢献することであった。

　18 世紀の流れの中で、身体運動（エクササイズ）はよりよい方向へ生き延びることになる。長らく伝統的だったガレノスの理論モデルは廃れていった。体液のバランスをとるという考え

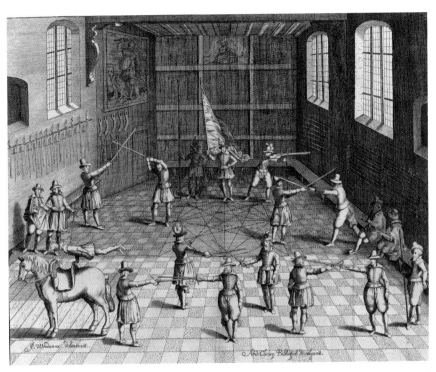

ライデン大学のフェンシング部。馬上での鍛錬をしている学生にも注目を。ライデン、1610年。（アムステルダム国立博物館）

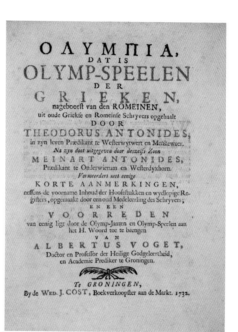

テオドルス・アントニデス『オリンピック競技の歴史』の表紙。
（フローニンゲン大学図書館）

ではなく、健康は今や強度やエネルギーに依存するものである
と考えられるようになった。身体の状況、つまりコンディショ
ンを、あたかもひとつの機械のように、身体を部分ごとに区分
けして考えるようにもなった。また、（運動することによって）
誰かひとりを利するというより、社会全体への恩恵を考えるよ
う、焦点がシフトした。18世紀の書物の多くは、多かれ少な
かれ社会の人々の身体能力が落ち気味であることを憂慮してい
る。それを救うのは国家レベルでの運動訓練によるしかない。
すでに18世紀の初頭には、イギリスの医師たちが人々の体力
を向上させるために全国的なエクササイズのプログラムを組む

*Medicina Gymnaſtica:*
OR, A
**TREATISE**
Concerning the
POWER of EXERCISE,
With Reſpect to the
**AnimalOeconomy;**
AND THE
Great Neceſſity of it in the Cure
OF
**Several Diſtempers.**

BY
*FRANCIS FULLER,* M.A.

*LONDON:*
Printed by JOHN MATTHEWS, for ROBERT
KNAPLOCK, at the *Angel* and *Crown* in St.
*Paul's* Church-Yard. MDCCV.

フランシス・フラー『スポーツ医学』、
1740 年（ウェルカム図書館）

よう国に嘆願している。こうした発想は従来からのスポーツや
娯楽について新たな視点から見直すことにもつながった。つま
り、国民全体への身体の再教育としてのプログラムを作り、
標準化し、調整していくことになったのである。1740 年から
1760 年にかけて実施されたクリケットのルール作りもその流
れのひとつである。

　このような理論家たちは、しばしば古代ギリシャの（運動
の）理論や実践を参考にした。イギリスの医師、フランシス・
フラー（Francis Fuller the Younger、1670 ～ 1706 年）は自身の著
作『スポーツ医学』（*Medicine Gymnastica*）の中でこう述べてい

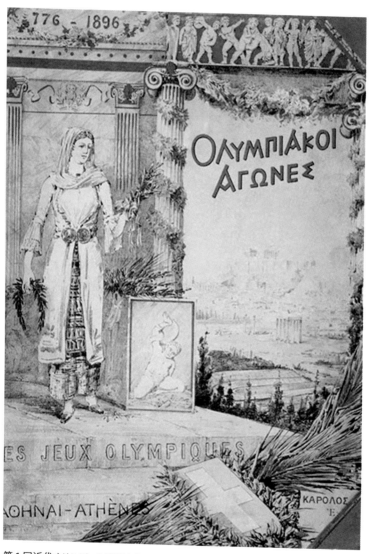

第１回近代オリンピック開幕を告げるポスター、アテネ、1896 年。

る。ギリシャ時代の「本物のエクササイズ」こそ、今や再認識
すべきである。どのように、またなぜ古代に実践していたこと
が、後年使われなくなってしまったのかはっきりしない。し
かし、それらがまた療養的な理由から復活する運命にあること
は疑いがないだろう。再度言おう、頑強な理想的な肉体美こそ
が最重要課題なのである。

　イギリスの詩人、ギルバート・ウェスト（Gilbert West、1703
〜 1756 年）が、古代ギリシャの詩人ピンダロス（Pindar、紀元前
518 頃〜 438 年）の詩の一節を引用しながら、『オリンピックゲー
ムの芸術』（*Dissertation on the Olympic Games*）を出版している。
その中で、「国家に資するべく、若者を最善の方法で訓練するた
めに、公費で運営維持される体育学校」としてギムナジウムと
いうものを、古代オリンピックの歴史に照らして、再導入する
ことを訴えている。フランスでは、ヴァンデルモンド（Charles-
Augustin Vandermonde、1727 〜 1762 年）やミロ（Millot）のよう
な医師たちが、フランスだけでなく全世界の人々にも恩恵をも
たらすものとして、古代ギリシャのような形式の競技場の建設
を懇願している。フランスではまた、1856 年に開催された第
1 回近代オリンピックの 1 世紀以上も前に、オリンピックと呼
んだ国内のスポーツイベントがすでにあった。こうした進展は
ドイツでも同様に見られた。グーツ・ムーツ（Johann Christoph
Friedrich GutsMuths、1759 〜 1839 年）やヤーン（Friedrich Ludwig
［Turnvater］Jahn、1778 〜 1852 年）などが国民の運動教育に関
する提案書を起草している。彼らの発想はドイツにおける古代

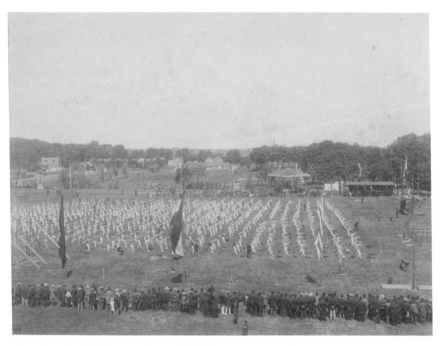

オランダスポーツ競技連盟の屋外での体操風景。 1890 〜 1910 年。
（アムステルダム国立博物館）

ギリシャ賛美の動き、いわゆるフィルヘレニズム（ギリシャへ
の傾倒）に根ざしていた。しかし、それはすぐにドイツの体操
文化を独特の国家主義へと押し曲げていった。ヤーンの発案に
よる「トゥルナー・ムーブメント」はドイツ体操の土壌となっ
て、やがてドイツ国粋主義へと展開していくことにもなった。

　ところで一方、北海をまたいだ対岸でも、また新しい体操文
化が起こっていた。イギリスの公立学校での近代的なスポーツ
の出現で、これは伝統的でポピュラーなスポーツを古代ギリ
シャの発想に見習ったエリート主義的な信念とをうまく癒合し
たものであった。アマチュアのアスレチックのジェントルマ
ン、これは古代ギリシャのユウェナリスの言葉に由来するもの
と思われるが、それこそが新しい時代の中で社会的にもまた身
体的にも理想像となった。ここに近代のアスリートが誕生した
のである。

144

# 参考文献

W. Behringer, 2012. Kulturgeschichte des sports. Von antiken Olympia bis ins 21. jahrhundert.

M. Dekkers, 2006. Lichamelijke oefening.

R. von Mallinckrodt, 2008. Bewegtes leben. Korpertechniken in der fruhen Neuzeit.

R. von Mallinckrodt & A. Schattner, 2016. Sports and physical exercise in early modern culture. New perspective on the history of sports and motion.

H. Roodenburg, 2004. The eloquence of the body. Perspectives on gesture in the Dutch republic.

H.W. Pleket, 2014. Altijd de beste. Sport in de Geriekse oudheid.

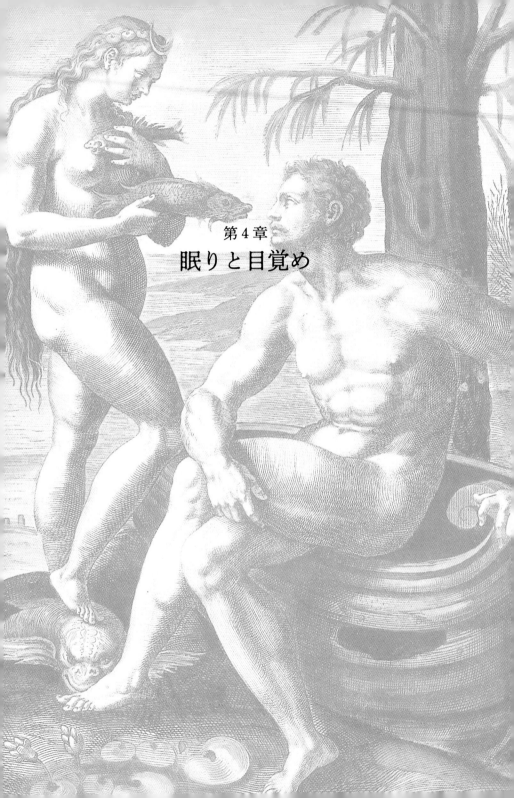

第 4 章
眠りと目覚め

すべてにおいてデジタル化している昨今、それが私たちの睡眠への大きな妨げになっている。ブルーライトが睡眠サイクルを混乱させるというし、他にも心配のタネになることはある。この類のことで検索すると、たくさんの不眠症セラピーやスリープコーチといったサイトなどに行き着く。後者はオンラインプログラムやアプリで眠れぬ夜のあいだ中ずっと眠りを助けてくれるものだという。しかし、そうしたアドバイスの主たるものは、健康にほどよい適量の食事に十分なエクササイズ、それに加えて、決まった睡眠スケジュールを抱きあわせたバランスのとれたライフスタイルを維持しなさい、ということに尽きる。これを勧められたところで決して革新的なものではなく、単なる古くからの家庭療法を処方しているに過ぎない。

人工的な光には注意しなさい、というのは古代でもまた中世でも文献上、記録されている。そこで教えているのは、人間はフクロウではない、だから夜は働くべきではない、というようなことなのだ。たとえば、フィレンツェの医師で哲学者でもあったマルシリオ・フィチーノによれば、夜とは（ラテン語で）vacatio animae、今の言葉でいえば「霊魂の休息」であり、その間に強さを回復するところなのだという。近世以前の時代には、肉体と精神を療養することが睡眠の主要な働きであると考えられた。この章では、当時の医師や患者にとって、良い睡眠、悪い睡眠とは何だったのか、またそれに付随する必要な装備、ベッド、シーツやナイトガウンについて考えてみる。

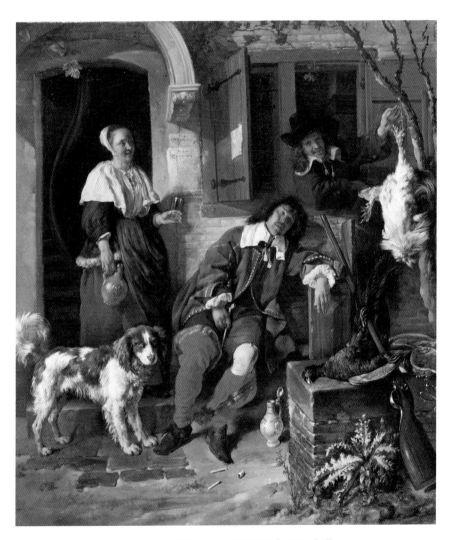

ハブリエール・メツー「宴会のあとの居眠り男」1660年頃。
（ウォレス美術館［コレクション］）

## 睡眠とは？

　ところで、睡眠とはいったいどのようなことと考えられていたのだろう？　古代の医学者、ヒポクラテスもガレノスも睡眠についてなんら生理学的な説明をしていない。それで、中世や近世初期には、医師たちはみな、哲学者アリストテレスによる「睡眠と覚醒について」（*De somno et vivilia*）を参照した。これは重要な論文集、『自然学小論集』（*Parva naturalia*）の一部だが、中世においては生物学について盛んに研究されるようになっていた。

　昼間の食事と夜間の睡眠との間の関係性について、人々は近世以前からずっと長く関心があった。1660 年頃には、アムステルダムの風俗画家ハブリエル・メツー（Gabriel Metsu、1629 〜 1667 年)がその関係性を描いている。そこには狩猟のあとの宴会で腹いっぱい食べて飲んだあとの怠け男が居眠りをしている姿がある。この時代の背景として、温かい食べ物の消化活動から揮発性の蒸気（ヒューム）が醸し出されて、それが冷えると頭から下へ開ききった血管系を流れ落ちる、そんな実態があると解釈されていた。ヒュームは呼吸系を通して輸送されると理解されていた。この空気のようなものが身体の各器官へ食べ物からくる新たなエネルギーを注ぎ込む。身体の上方や外側の部分が十分に冷えてくると、それが身体全体を支配する睡眠へ向かう道を開くから、眠りに落ちてしまうのだ。それゆえ、昔の文献の中で多くの著者は、睡眠をてんかん発作と比較して書いている。立ち上る温かいヒュームを脳が冷やして、それを身

体へ押し戻すと、心臓は、本来熱によって駆動されるものなので、もはやその働きを十分に発揮できなくなって、しかたなく眠りに落ちてしまう。この理屈からすると、食べ物の消化プロセスが終わって、すべてが冷めてしまうと、人は目覚める、ということにもなる。また新たに食物を取り込んで、身体を動かす。そうして身体を十分に温めることが、また新たな活動に満ちた一日をスタートするために必要となるのだ。

　11 世紀の初めに、アラビアの医師イブン・スィーナー、彼は西洋ではアヴィセンナ（Avicenna）として知られているが、彼が 17 世紀まで信奉された医学の手引書を書いた。タイトルは『医学大全』（*Canon medicinae*）という。イブン・スィーナーは人体に変化を与える原因をいくつもに区分している。その中で、いわゆるノンナチュラリアを大きくふたつのカテゴリー、内なる因子と外なる因子とに分けた。睡眠は、彼にしてみれば、内なる因子、内因のカテゴリーに属する。その内因とされるのは、他に、もろもろの体液の補充と排出、成長の段階、民族種の背景、それと国民性がある。人の状態に影響する外なる因子、外因としては、年齢、性別、職業、それと天候がある。これらの存在状態の複雑な相互関係を理解すれば、人は誰でも、健康でいられる、またその後もそうしていられるか、あるいは病気に陥るリスクをはらむか、それを決することができる、そのように考えていた。

『医学大全』の中には睡眠の健康への効能について書かれた章がある。睡眠は疲れを取り払い、ライフエネルギーの回復を十

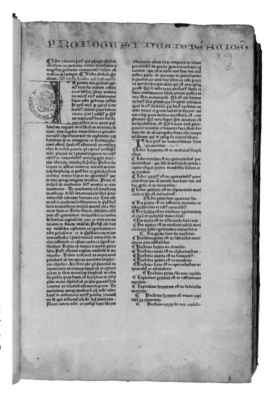

イブン・スィーナー『医学大全』の目
次のページ。本書はフローニンゲン
の教会牧師であり人文学者でもあっ
たウィルヘルムス・フレデリチ (1419
～ 1489 年) が所持していたもの。
(フローニンゲン大学図書館)

分に確かなものとする。夜間のいい睡眠 (熟睡) は身体が十分
な生気、温熱を保持し、情緒にバランスを与え、心をリラック
スさせる。睡眠中には、害をおよぼす粒子が身体の穴から抜け
出ていって、その結果、身体の湿り気のバランスもとると考え
られた。このような睡眠中の蒸散の効果は、身体からの排出行
為によって得られる効果と対比して考えることができる。とこ

ろが、後者はかなり激しいもので、できれば避けるべき類のものだ。重要なことは、すべては中庸、すなわち適度でなければならない。食べ過ぎ、特に熱を出す（辛い）食べ物や（植物の）虫こぶのようなものを出す液体はよくない。それに眠りすぎが加わると余計悪い。そうした状況では、ひどい時には高熱が出て危険な状態になってしまう。覚醒と睡眠の適度なバランスを知ることはとても大事なのだ。夜、寝ふかしばかりしていると老人病のようになってしまうと、当時の医師はよく言っていた。たとえば、それは過食へもつながり、それがまた消化不良もおこしやすくなる。その結果、体内の残った食べ物のカスが巡りめぐって体液を腐らせてしまうのである。これは脳から水が減って脱水状態になって脳へのストレスが上がり、その結果知的活動へも支障が出る。その逆に、寝すぎるのも決していいものではない。人を弱々しくし、また頭の回転をにぶくしてしまう。イブン・スィーナーの言い方を借りると、それは「石頭」なのだという。眠っている人は往々にして体温が低い。というのは熱が身体全体に広がっていかないからだ。だから、夜には暖かいブランケットを用意しておくことが肝要ということにもなる。

**養生書**

　健康なライフスタイルに関する要素について書かれた章の中で、イブン・スィーナーは睡眠の長さについても論じている。そもそも、どうしたら健康なライフスタイルになるのだろう

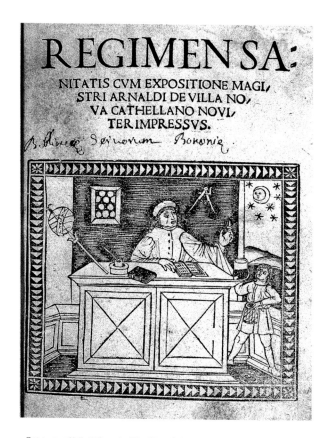

『サレルノ養生訓』の初期の版の表紙。ここには医師と乳鉢をもつ助手の姿が描かれている。
（ウェルカム図書館）

か。健康なライフスタイルへの処方は、前近代には、一般に養生法（regimen）とか栄養学（dietetica）と呼ばれていたのだが、その後、健康なライフスタイルそのものがしだいに一般的な医学のジャンルに発展していった。これらの考え方の基礎は、すでに古代において形作られており、その当時から医師や知識人などがそれに関するアドバイスを書き残している。たとえば、ギリシャの歴史家、プルタルコス（Plutarchus、46 〜 127 年頃）やギリシャの医師ガレノスはともに同じタイトルの『健康を維持する方法について』（De sanitate tuenda）を著している。この書物はローマ帝国全体でとてもポピュラーで、中世の時代にはその一部が盛んに書き写されるようになった。要人のお抱えの医師たちはそれぞれ個別な養生法をラテン語やその土地の言語で書き下したりした。その後しだいに、このジャンルは若者や女性、あるいは高齢者や聖職者たちそれぞれへのアドバイスに特化したものとして、いくつものカテゴリーに分岐していった。

　おそらく中世におけるもっとも古い信頼にたる養生書は、南イタリアのサレルノの医学の学問所、あるいはその近郊にあるモンテ・カッシーノの修道院に由来するだろうが、もともとはアラビア語のテキストにその起源がある可能性もある。12 世紀、13 世紀には、サレルノの医学者によって実用的な論文が多く書かれている。それはしばしば、人々が覚えやすい説話的な詩の形式で書かれることが多かった。『サレルノ養生訓』（Regimen sanitatis Salernitanum）では、食事、睡眠、運動の健康への効果に焦点が当てられた。それは今なお 100 点以上の写本

が残っていることから、とてもポピュラーで、いわば当時のベストセラーのようなものだった。この養生書は印刷出版された最初の養生法でもあり、17世紀末まで流布し続けた。

『サレルノ養生訓』の冒頭部分で、健康というものは日々の規則正しい生活の中でうまく回るものだということが明確になってくる。そして、健康な食事こそが最も重要としている。出だしは、架空のイングランド王へあてた願いで始まる。

「ああ偉大なる王よ、不安に思うことなかれ、また怒ることなかれ、ワインを口にするのはほどほどにして、食べるのは控えて、でもたくさん食べてしまったら、そのあとは運動をして、でもぜったいに寝すぎるのはいけませぬ」

この書物の中では睡眠のもたらす効果ももちろん挙げているが、ネガティブな効果についても同時に言及している。眠ってばかりいると粘液質のねばっこい体質になってしまう。中世にはこのような「ぬるぬる人」（the phlegmatic）とでもいうような体質の人間が目立つようになってきた。この「粘液質」は仕事のあとは怠けて、頭も回らず無気力で、だらだらする人たちである。どちらかというと肌が白めで、唾をよく吐くことでそれとなくわかる。人間のタイプについての理由づけにはこういうものもあった。いわば無表情の「のっぺり人」（acedia）というものだが、これは修道士や知識人に多くみられた。この状態は、倦怠感、憂鬱感、怠惰性が合わさったような感じの人のことを指した。その当時有名だったアルブレヒト・デューラー（Albercht Durer、1471～1528年)のエッチングに巧みに描かれ

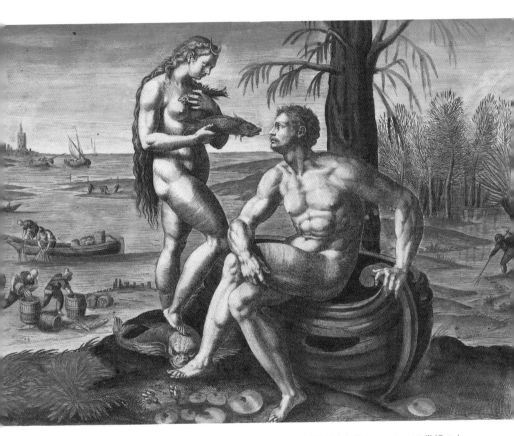

水性風景の中の眠たげな男、4 つの気質のうち粘液質を象徴している。17 世紀のオランダで典型的な気質として捉えられていた。マールテン・ド・フォスの原画をラファエル・デ・サデレルが模写したもの、1583 年。（アムステルダム国立博物館）

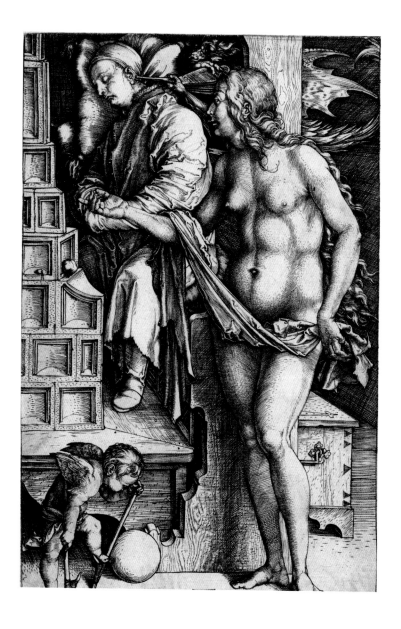

ている。睡眠についてのもうひとつネガティブなこわい印象は
エラスムス（Desiderius Erasmus Roterodamus、1466 ～ 1536 年）
の『愚神礼賛』（1511 年）の中に見ることができる。そこでは、
フォリー（愚神）が深い眠りの神であるニグレトス・ヒフノス
（Nigretos Hypnos）にからまれるのだが、その周りには無数の
悪魔の精霊たち、レーテ（忘却の霊）、アノア（痴呆の霊）、ミ
ソポニア（怠惰の霊）などが取り巻いている。

### 睡眠のトラブル

　言うまでもなく、睡眠時間があまりに短いのは大問題であ
る。そんな時に勧められるのはせいぜいもっと眠りなさいと諭
すことぐらいだろう。近年、不眠症は明らかに問題になってき
ている。中世後期には多くの町の人々が『健康全書』を所持し
ていたり、あるいはその存在を知っていた。もともとアラビア
語で書かれたものだが、ヨーロッパの各地の言語に翻訳されて
出回っていた。この本は「コミック本」の体裁もとっていて、
絵本のようにして人々にどうやって健康を保つのか指南したも
のだった。

　睡眠と覚醒については、この本の中で繰り返し出てくる。た
とえば、演奏家が音楽を奏でる、その傍らですやすやと深く寝
入る男がいる。その絵についての注釈には、夜は誰もが 8 時間

アルブレヒト・デューラー「医者の夢」、1496 ～ 1500 年頃。
（アムステルダム国立博物館）

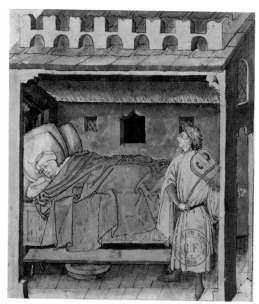

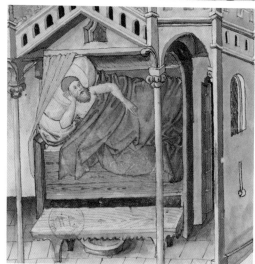

『健康全書』から睡眠の
絵と不眠男の絵、15 世
紀。（フランス国立図書
館）

の睡眠をとらなければならないとある。だが、あまり寝すぎる
のも避けなければならない。というのは、身体が乾ききってし
まうからだという。脱水の影響と空腹のせいで身体が衰弱す
る。最近よく言われるパワーナップをとったほうがいいという
考え方に比して、当時は日中のうたた寝は禁物という考え方が
主流だった。それは元気を削いでしまうと信じられていたので
ある。

　不眠症の章では右腕を首にあてて横たわる男が描かれてい
る。その注釈には少し皮肉った形で、このどっしりとした物体
にはどんな薬をくれてやっても何も悪いことはないだろうとあ
る。しかし、一方では中世にも不眠症は問題が多いこともよく
知られていた。感覚をにぶらせ、しばしば怒りっぽくなりがち
で、また目の下に隈（くま）ができる。疲れのとれない睡眠が続くと、
人はいらいらしがちになってくる。

『健康全書』の写本には寝言についての挿絵もあるが、そこで
はわけのわからない、また望ましくもない不可思議な秘密を暴
くような、そんなおかしなことにもなるとしている。

　不眠症に悩む人は薬を多用しがちにもなる。最も劇的な効果
をもたらすのは、マンドラゴラという植物、英語ではマンドレ
イクと言われるものだ。その根っこがあたかも人間の姿のよう
に見えるので、なにか神秘的な特性を秘めていると信じられて
いた。実を押しつぶしたり、芳香を嗅いだりするが、これが頭
痛、象皮病、不眠症を治すと信じられていた。

　古代以来、どの時代を通じても民間伝承として伝えられてき

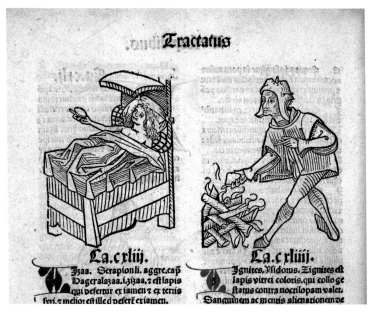

すばらしい夢をくれるという魔法の薬石ジザーを探し求める不眠男。
『健康百科』（*Hortus Sanitatis*）マインツ、1491年。（ウェルカム図書館）

た夢にまつわる物語は数限りない。キリスト教世界ではこれら
の夢が可視的に捉えられるようになった。よくあるのは、患者
の夢の中に現れる聖人についてだが、たいがい病を癒してくれ
るものだ。最も劇的かつ奇跡的な夜の癒しは双子の聖人、聖コ
スマスと聖ダミアヌスの物語であろう。医療の守護聖人とされ
るこのふたりは、壊疽にかかったある男の足を、男が「眠って
いる」間に、たった今しがた死んだ別の男の足を移植して癒し
てやったという。この話の中で最も奇跡的と思われるのは、彼

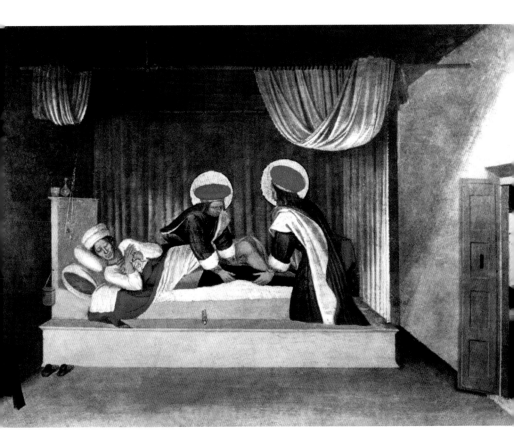

ユスティニアヌス1世の眠っている間に足を移植する聖コスマスと聖ダミアヌス。フラ・
アンジェリコ。
（サン・マルコ美術館）

らが黒人の足を移植したということである。当時の多くの絵画にはベッドに横たわる患者が描かれているのだが、片足は白く、もう片足は黒い。

この眠っている間に起こる奇跡の物語は、古代ギリシャのアスクレピオスの神殿で執り行われていたという儀式、患者が床に伏せて眠っている間に癒されていくという夢魔の儀式に基づいている。このコスマスとダミアヌスにまつわるもうひとつの奇跡的な癒しとしては、膀胱結石に苦しむ男を解放する話がある。それがどれだけ痛いものかを知っていれば、そのありがたさは身にしみるだろう。睡眠について見てみると、それがある種の高みの世界へ連れて行ってくれることもある。癒しの精霊、霊魂の休息（vacatio animae）が心を解放してくれるのである。

デューラーのエッチングの中に、教会の神父たち、特に高齢でそれなりの役職にある人ほど睡眠トラブルに陥りやすいことを描いたものがある。中世後期には、この種の人々のことを意図して生活習慣の規則が促されたりもしている。最も有名なこの手の指南書はマルシリオ・フィチーノによって書かれたものだ。そこでは知識階級の人たち、よくうつ病になりがちな人たちだが、彼らへの健康マニュアルを著している。不眠症がまずその主要な原因となることが多い。夜よく眠れない人は往々にして昼間のあいだも悲しい思いに苛（さいな）まれることが多々ある。不眠症の場合、明け方になってもまだベッドの上にいる傾向があるが、それからすると身体の状態がひっくり返ったり、塞ぎ込

んで陰鬱になってしまう。フィチーノは、身体の中に糞便など
のカスが長いこと溜まっていると、これもまた身体だけでな
く、その人の知性にさえも悪影響を及ぼすとしている。知識人
の多くはフクロウのような生活をして、夜遅くまで仕事をする
ようになっているが、そういう人はほんとうに鳥みたいになっ
てしまう、とも言及している。そうなると昼間の日照にはもう
目が耐えられなくなり、すると真実を見極める鋭さもしだいに
衰えていく。しかし、夜に熟睡したあとの朝であれば、身体に
は樹液、体液、生きる活力がみなぎり、脳が活発に動き出すも
のだ。

　ごく普通の生活、すなわち適度な飲食習慣に少し運動もして
いれば自然とそれで夜ぐっすり眠れるようにもなる。夜更けま
で勉強し続けるのはやめて、また健康な食事にも気を配って、
そうして眠れないことが長く続かないよう努力しないといけな
い。レタスは必ず他の食べ物の後にとること、できればパン、
それもちょっとサフランの入ったものと一緒に食べるのがい
い。そうすれば体温が急に下がるのを防げる。そのあとなら、
少しのワインは飲んでもいい。『健康全書』にはいい寝具へのレ
シピまで書かれている。なんとアヘンの原料となるポピーの種
で作ったものを勧めたりしている。一方では、比較的弱めの睡
眠薬についてのアドバイスもある。よく知られていたのは、す
こしだけ砂糖をとかした温めのミルクだ。アーモンドミルク
（これは常温で腐敗しにくく、中世にはよく飲まれていた）の代わりに牛乳でもいい。これは１日の
疲れをよく癒してくれる。他に推奨されているのは、就寝時に

眉に1滴、テンプルオイルを垂らすこと。これはスミレ、スイ
レン、アーモンドのエッセンスを含んだオイルで、それにカン
ファー（樟脳）が少し入ったものだ。それと、バラ水の香りを
嗅ぐこと。サフラン、カンファー、アップル、それにビネガー
が入ったものが好まれた。フィチーノは他にも、ベッドシーツ
の上に新鮮な木の葉を散らしたりして、耳に心地よい音を添え
て落ち着かせることもいいとしている。これなどは、先のサレ
ルノの養生書にも書かれていることだ。もしもこのすべてを試
みてもダメなときは、こうしてみるといいとある。水に、ポ
ピーの種、レタス、バラ、ツタの葉、ベニアオイ、スベリヒ
ユ、柳の小枝、葦の葉、それとあとは好みでカモミールでも入
れて煮詰めて、そこにタオルを浸してしぼって、それを冷まし
てから頭に巻いて寝る。あるいはまた夜も手足が休まらないよ
うなら、上に書いたもろもろのものを煮詰めた湯にとっぷりつ
かってから床につくのがいい。

## 教皇の養生法

　近世以前の生理学では不眠症はまさに老化の主因のひとつだ
とされた。というのも、老人になるとだんだんと睡眠が浅く
なるからだ。ローマ教皇の主治医だったガブリエレ・ゼルビ
（Gabriele Zerbi、1445〜1505年）は高齢者へ特化した養生書を
著した。それは『老年学——高齢者ケアの実践』（*Gerontocomia
opus quod de senectute agit*、1489年）である。はっきりしている
ことは、この書物がヴァティカン宮殿で出版されたという事実

である。というのは、一般的にローマ教皇はある程度の年齢に
なって初めてサン・ピエトロ大聖堂の長、すなわちヴァティカ
ンの教皇に指名されるのだが、そうなれば教皇はできるだけ長
くその地位に留まろうと思い願うのが常である。そんな高齢に
達することが当時でも実際にありうることは、ガレノスの『健
康を維持する方法について』を見ても明らかだ。そこには古代
ギリシャの小国の王テーレポス（Telephus、ヘラクレスの子）
の生活様式が書かれているのだが、なんと彼は100歳に近かっ
たとされる。眠りにつく前にはいつも風呂に浸かること、これ
は絶対にすべきことだとガレノスとゼルビの双方が口を揃えて
言っている。ノンナチュラリアの体系についていうと、ゼルビ
は睡眠と覚醒の長さ、時間と作法について論じた。そこではふ
たつの作法に分けている。肉体と心の回復を促す方法と、その
両者のバランスをうまくとる方法である。どちらかというと前
者の回復のほうに重きを置いた。いろいろな睡眠薬や、またよ
く眠るためには避けるべき食べ物についてたくさんのリストを
並べている。そのことからもゼルビとしては、多くの高齢者が
睡眠の問題で悩んでいることを気遣っていたことがよくわか
る。
　養生法では多くの場合、寝室（ベッドルーム）のしつらえや寝
床（ベッド）や寝間着（ナイトウェア）にはどのようなものが
いいかについて詳しく指摘しているし、要人の家での召使いの
役割についてまで言及している。ゼルビが推奨したのは、マッ
トレス、ベッドシーツ、カーテンや寝間着の類から、ベッドの

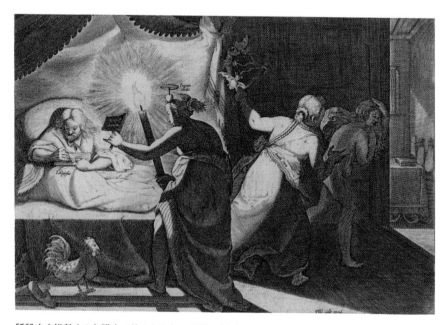

訴訟文を推敲する弁護士の休みなき夜。不休の精（Inquies cordis）がロウソクの灯りとガタガタという音をもって、この弁護士に起きて仕事を続けるよう仕向ける。悩みの精（Anxia cura）は眠りの精（Sopor）を室外に追いやろうとしている。ベッドの前の鶏は覚醒を暗示している。フィリップ・ハレ（Philips Galle、1537〜1612年）の原画をコルネリス・ハレ（Cornelis Galle、1576〜1650年）が模写したもの。アントウェルペン、1595〜1597頃。（アムステルダム国立博物館）

脇に置いておく便器や小用をたす道具に至るまで幅広い。老人用のベッドは、息が苦しくならないように、風がよく通る場所に置かれることが多い。息苦しさを避けるにはさらに、ベッドシーツや床のまわりにバラの花や白檀の香りを散らす、あるいは甘い香りのする草花の花や葉っぱを撒き散らしておくのがいい。夜間にも時々起き上がるときなど召使いが必要で、主人が

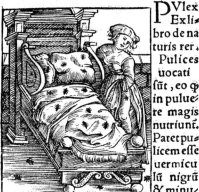
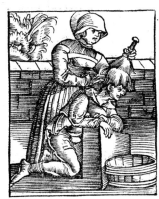

『健康百科』では眠る前にノミやトコジラミに注意するよう示唆している。
（ウェルカム図書館）

くつろぐにも、また使い終えたものをきれいに後始末するにも
その助けが必要となる。マットレスはソフトなのがいいが、ぶ
くぶくと肥満にならぬよう柔らかすぎるのはよろしくない。背
中や背骨を保護するためには、マットレスは白鳥の羽毛を詰め
たものが理想だが、もしそれが手に入らなければアヒルやガ
チョウの羽毛でもいい。年齢がかさむほど、しだいに繊細にも
なるもので、養生上はそこにも気を配らなければならない。だ

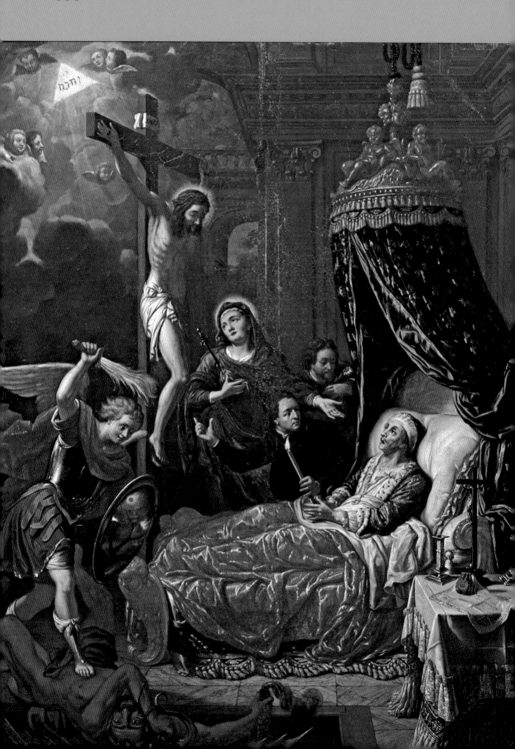

からこそ、カーテンの布地や色や柄などにも気をつけないといけない。そして最後には、季節ごとにそれも取り替えることも忘れないようにしよう。

　これらの気遣いの最高峰として考えられるのは、おそらく15世紀後期のローマ教皇インノケンティウス8世(1432 〜 1492年) に仕えた主治医によるさまざまなしつらえや装飾など、広範囲にわたる心遣いだろうと思われるが、このことはエリートたるものは健康で長生きするためにはできることは何でもやるということを、証明しているようなものでもあろう。何世紀にもわたって時代とともに、養生の指南書は増え、より詳しくなったが、これら簡易版の写本が世の中に広く出回っていった。1600年頃までには、人々は、たとえば、昼間でも少し疲れたら、よほどの場合を除いてベッドに行くのではなく、椅子の上で壁にもたれたり、首枕でもあてがってちょっとうたた寝する、それもいいのだということに気づくようにもなった。ただし、日中に服を脱ぐことは、まだもってのほかではあったのだが。

## ナイトガウン

　パジャマを着るようになったのは18世紀も遅くなってから、イギリスから植民地への移民たちが、その土地の先住民が

寝間着姿で死期を迎える男。ナイトキャップは頭が冷えるのを防ぐ。カーテンは今は引き上げてあるが、隙間風を防ぐために緩めたほうがいいかもしれない。ヘルマン・コレニウス（Herman Collenius、 1650 〜 1720 年）、 1700 年頃。
（フローニンゲン美術館）

羽織っていたような簡単な衣服で暑い日の昼寝（シエスタ）を
とるようになった頃からである。近世以前にはみな裸で寝てい
たと思いがちだが、一般には決してそうではなかったことは多
くの絵画が示しているとおりだ。多くの人は寝るときにはとに
かくベッドで頭に被りもの（ナイトキャップ）をしていたが、
それは身体からの温かい蒸気、ヒュームが急に外へ出てしまわ
ないようにするためだった。そうしないとすぐに冷えて、脱水
状態にもなり、そうなるとよく眠れなくなるからである。季節
や天候によって、またもちろん個人的な嗜好によって、ナイト
ガウンを着たり、また着なかったりもする。肌着のままで寝る
のも一般的であった。たとえば、古代ローマ時代の人は、夜、
ベッドの中ではトガ（一枚布の上着）は羽織らなかった。ベッ
ドの中ではトガは不便で、その代わりに日中の下着でもあった
トゥニカを着て寝た。16世紀には謙虚さやきちんとしたこと
が好まれるようになって、しだいにもっと精巧にできた特別な
夜間用の衣装が現れてくる。庶民はたいがい簡単なシャツを着
て寝ていたのだが、これには例外もある。結婚式の夜に女性が
着る魅惑的な衣装を思い浮かべるといい。だが、それはゆっく
りと休むのとはもちろん無関係のことではあった。

　今日に至るまで、多くの歴史学者は睡眠習慣や寝床や寝間着
といったことを、異なった視点の考え方、すなわちプライバ
シーや快適さやファッションに置き換えるようになってきてい
る。しかし、ここに挙げたことがらは、人のもつ健康への信条
や人間の身体の機能の仕方こそがより大切なことなのだという

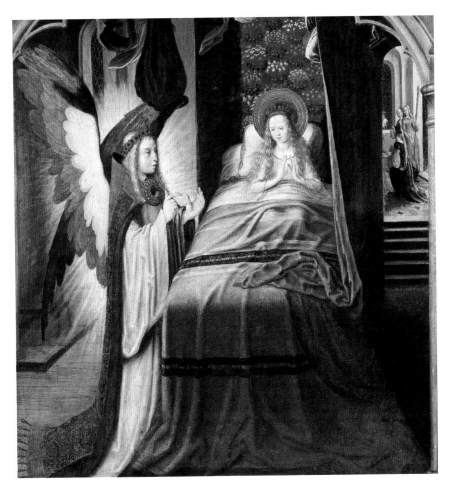

ベッドの中、下着姿で祈る聖ウルスラ。　ウルスラ伝説のマスター、1495 年。
（ヴァルラフ・リヒャルツ美術館）

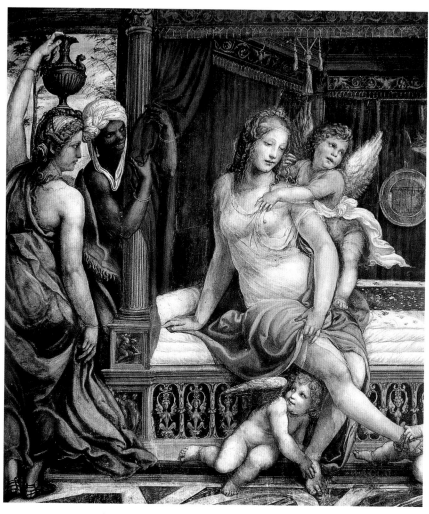

アレクサンドロス大王（アレクサンドロス3世）の最初の妻となったロクサネ。セク
シーなナイトガウンで大王を待つ姿。寝室のデコレーションはローマのヴィラ・ファル
ネジーナのもの。ソドマ（Il Sodoma、1477 ~ 1549 年）、1517 年。
（ヴィラ・ファルネジーナ）

考え方の変化が根底にある。睡眠と覚醒は長いこと大切なノン
ナチュラリアだと認識されてきた。もちろんそれは、食ととも
に、人として生きていく上で、健康の維持と回復にはとても大
切なことなのだ。近世以前の医師は、健康な状態とは、調和が
とれた状態で、身体にはいろいろな可能性がある中で、身体の
各種臓器や肉体が調子よく働く状態と考えた。これは最近の考
え方、すなわち健康というのは生命そのものへの身体的、情緒
的、また社会的な調整方法であって、それを適応化するもので
あると再定義しようとする試みともつながるものである。近世
以前の医師たちがやってきた解決策は、いわば「平穏に、清潔
に、そして規則的に」だった。このルールに従わないと人は肉
体的にも精神的にも少しおかしくなると、医師たちはいつも警
告してきた。言葉を変えると「ちょうどいい眠りの分だけ眠る
こと」、それは古からの教えそのものだったのである。

## 参考文献

K. Bergdolt, 2008. Wellbeing. A cultural history of healthy living.

S. Cavallo and T. Storey, 2014. "A good night sleep" in Healthy living in late Renaissance Italy.

K.H. Dannenfeldt, 1986. "Sleep: Theory and practice in the late Renaissance".

M. Eden and R. Carrington, 1961. The philosophy of the bed.

R. French, 2003. Medicine before science. The bussiness of medicine before science from the Middle Age to the Englightment.

P. Gil-Sotres, 1998. "The regiments of health" in Western medical thought from Antiquity to the Middle Ages.

M. Hulskamp, 2008. Sleep and dreams in ancient medical prognosis and diagnosis.

M. van der Lugt, 2001. "The incubus in scholastic debate: Medicine, popular belief" in Medicine and religion in the Middle Ages.

W. Macclehose, 2013. "Fear, fantasy and sleep in Medieval medicine". in Emotions and Health, 1200 ～ 1700.

C. Santing, 2013. "Cosmas and Damian as representitatives of a diverse medical profession and its functions", in One leg in the grave revisited. The miracle of the transplantation of the black leg by the saints Cosmas and Damian.

L. Raimond-Waarts, 2014. Badkamers voor pausen en prelaten: leven en welzijn aan het Vaticaanse hof in de Renaissance.

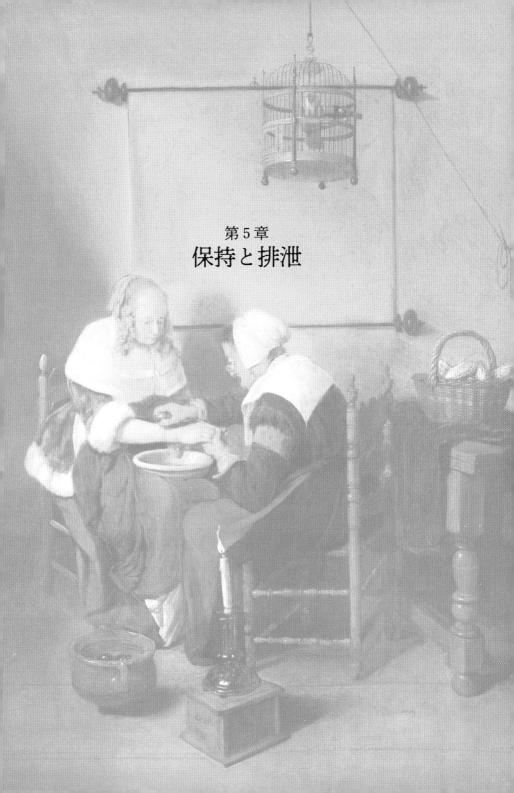

第5章
保持と排泄

　汗をかき、唾を吐く、尿も便も出る。月経もあるし、射精も
する、乳だって出る。古い時代から医師たちは、人間の体とい
うのは決して凝り固まったものではなく、何かと漏れ出しやす
い管のようなものだと認識していた。尿のような排泄物や母乳
のような滋養に満ちた分泌物、そういうものはみな、ノンナ
チュラリアの中の保持と排泄が、歴史上、過去何十世紀にもわ
たって人間の健康な身体を維持する上で不可避の部分であるこ
とを明示している。排泄によって、身体は「人間の本体には属
さない」何か有害なものを自分の外に吐き出す。しかしながら
一方で人々は、貴重な体液が必要以上に漏れ出てしまうと、そ
れとともにある人間の活力までもが出て行ってしまうことを恐
れもした。だからこそ、人々は健康への鍵として、保持と排泄
のあいだの適切なバランスを探し求めてきたのである。
　この章ではまず、汗と精液の「健全なる」排泄と保持につい
て考える。次いで、「不健康なる」保留を論じながら、糞尿につ
いて見ていこう。その後、ミルクを例に、ノンナチュラリアな
る保持と排泄が、飲食というものと密接な関係にあることを描
きだそう。そして最後に、古代のまたその後も身体のバランス
を回復させるためとして広く利用された医療行為であるところ
の瀉血について述べる。

## 汗

　発汗は健康であることのとても重要なサインとして、歴史上
ずっと、そう認識されてきた。汗をかくこと自体、医療的な処

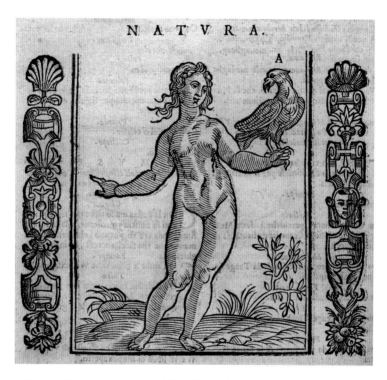

自然の擬人像。ふっくらとふくよかな胸に滴りあふれる乳。チェーザレ・リーパ（Cesare
Ripa、1560 ～ 1622 年）『イコノロギア新篇』（*Nova Iconologia*）、パドヴァ、1618
年。（フローニンゲン大学図書館）

方のひとつでもあった。今、私たちはこの汗と発汗（オランダ
語で zweten と transpireren、英語では sweat と perspiration）を同義
語として使うけれど、近代初期にはこのふたつには大きな違い
があった。皮膚の上の水滴は汗とわかっているが、それは肉体
労働などで熱があると出てくるものである。この場合、汗は病

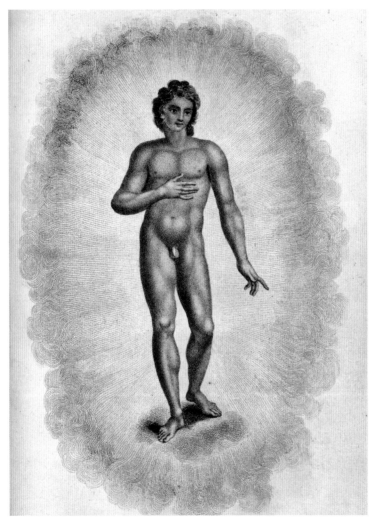

雲のように蒸散しほとばしる無感覚の汗。イベネゼル・サイブリー（Ebenzer Sibly、
1751～1799年頃。イギリスの医師、占星術師）、ロンドン、1796年。
（ウェルカム図書館）

気のサインとして見られている。一方、発汗はというと、こち
らは普通は見えない蒸気であって、それは身体から常に出てい
るもの、ほとんど気づくこともなくまた大量に出ているものな
のである（英語の発汗 perspiration は呼吸 respiration とも通じる
言葉である）。それは「無感覚の汗」として理解されているもの
だ。したがって、発汗は健康的な排泄現象のひとつの例という
ことになる。

　古代ギリシャの医師、ガレノスが呼吸についての著作の中で
この「無感覚の汗」について記載している。17 世紀には、ヴェ
ネツィアからイストリア半島（イタリアとクロアチアの北部国
境あたり）にかけて活躍した医師、サントーリオ・サントーリ
オ（Santorio Santorio、1561 〜 1636 年）がパドヴァの大学にい
たときにこれを再評価した。食べた栄養分と出した排泄物との
バランスで健康を測ることができると考えたのである。彼は、
「計量椅子」というものを自作した。これは体重を量るだけで
なく、自分が身体に取り込んだものと外に出したものの重さを
量ることができる装置だった。計測した重さの違いは食べた分
量の半分以上であった。しかも、体重は変わらなかったので、
食べた分の半分は身体から「無感覚の汗」のようなものとして身
体から離れていったと結論したのである。面白いことには、サ
ントリは発汗に興味があっただけではなく、この特殊な椅子を
自分自身の食物摂取の調節に使おうとした。サントーリオは、
いわば先進的なウェイトウォッチャー（ダイエットを気にして
いつも体重計測する人）だったのである。

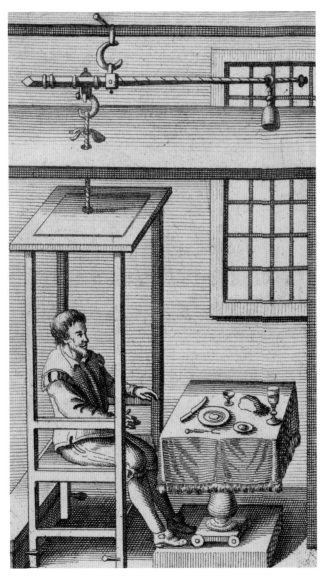

計量椅子に座るサント一
リオ・サント一リオ（イタリ
アの医師、生理学者）。
ライデン「定量的医学
論」、1703 年。
（フロ一ニンゲン大学図
書館）

　ヨーロッパ中の医学者たちがこのサントーリオの計量実験を
盛んに追試した。オランダではハルデルウェイク大学医学部の
教授だったヨハネス・デ・ゴルテル（Johannes de Gorter、1689 ～
1762 年）が体重計測椅子の実験を行っている。デ・ゴルテルの
結果からすると、彼はサントーリオよりも発汗の割合が低かっ
た。それについて、デ・ゴルテルは寒冷な空気と風が影響して
いるのであろうと考察している。寒冷地では発汗は少ない。し
かし、排尿を多くすることによって健康を維持しているのであ
る。

　医師としてのデ・ゴルテルは、カタル、いわゆる鼻風邪の患
者をよく診ることになった。咳が出て、鼻水が垂れる、喉に詰
まった痰を吐く。そんな症状である。デ・ゴルテルはおそらく
これは冬場の霜が原因だろうと考えた。気温がかなり低く、ま
た湿度は高い、これが血管を収縮させ、体液を濃縮する。毛穴
は閉じて、発汗を抑制している。これに対する処置は単純だっ
た。汗をかきなさい！　ということだ。発汗を促進する塩化ア
ンモニウム、それからスチームバス。それで鼻水も溶かし、揮
発性の毒粒子も流し出してしまう。今日でも多くの人がカモ
ミールの精油とともにスチームバスに入る。痰を散らす効果が
あるのだが、過去においても人は文字通り、風邪は汗で吹き飛
ばしたのである。

## 精液

　人間の身体は汗のような体液の発散によってうまく健康を

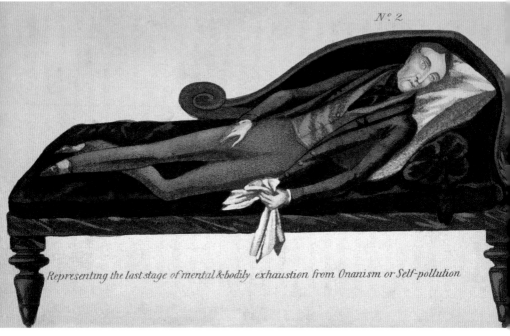

*Representing the last stage of mental & bodily exhaustion from Onanism or Self-pollution*

マスタベーションによる心神喪失。R・J・ブロディー「秘密の仲間たち」、1845 年。
（ウェルカム図書館）

保っているのだが、他の体液については過剰な分泌は健康によ
くないこともある。1745 年に、ゲラルド・ファン・スウィー
テン（Gerard van Swieten、1700 〜 1772 年）がマスタベーショ
ンばかりにふける少年の症例について再録している。これはの
ちに「自慰」として知られるようになった。この少年は 3 年以
上、腰部の痛みに苛まれた。陰嚢の中で睾丸がくるくる回るよ
うで、「不快な熱」があったという。ファン・スウィーテンはこ

の患者の病状は過剰なまでの精子欠乏によるものと診断した。当時でも市場にはこの手の症状を改善するという薬は市販されていたが、実際にはあまり効果はなかった。ファン・スウィーテンによれば、この病気へのただひとつの解決策は、とにかく自慰をやめて過剰な射精をなくすこと、それだけだった。

　近世以前の時代、医師は精子を男らしさと健康であることの根源とみなしていた。若者を元気に成熟させる、そんな役割があることを知っていた。思春期になってこの少し脂ぎった白っぽい粘液が生み出されるおかげで、毛が生えはじめ、声変わりもする。性格がしっかりと強いものになる。あるひとりの恐れを知らぬ戦士が大砲の弾に当たって不運にも睾丸をなくし、その結果毛が抜け落ちて声も変わってしまった、そんな男を診て、ファン・スウィーテンは、こう書き残している。「泣き虫だった子が今やとても勇敢な男となり、時に、真に危険なことでさえ軽視することもある」と。

　したがって、このような貴重な体液は保持しておくのが望ましい。ごく例外的なケースでのみ、医師は射精を勧めた。結局のところ、睾丸の中で精子はごく希薄な液体からしだいに濃厚な白色の粘液となって、最後は我慢できなくなったりもする。しかし、完全なる禁欲は、特にごく自然に「タネが多くて湧き上がる」ような思春期の男子の場合は、睾丸が腫れて他の病をも引き起こしかねない。だから、精子を時には排出してやることも、ほどよく調節してやることが論理的な解決の道になる。

　医師は一般に、過剰な射精はエネルギーを消費するという

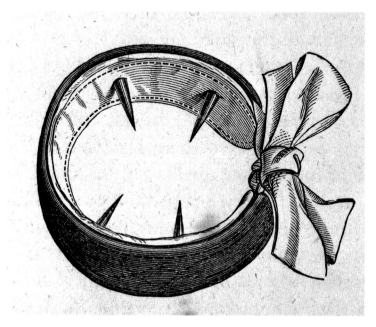

4 ピンのペニスリング。 勃起や望まない射精を防ぐためにこれをペニスに装着した。
ジョン・ロウズ・ミルトン『精子による無力症の病態と治療について』1887 年。
（ウェルカム図書館）

が、それはすでにヒポクラテスも言っていることだ。ファン・
スウィーテンは過剰な性行為やマスタベーションは少年を疲弊
させもし、身体の器官を弱め、また発熱もするとした。終いに
は、かような患者は、夜寝ているときや、排尿時なども、精子
を保持することも射精もできなくなってしまう。道徳面と医療
面からの議論からすると、マスタベーションは一般的には否定
的な見方が多いとしても、社会的また宗教的な文脈の中で今後

も長く議論が続くのであろう。

　精子の保持と排泄というテーマは、文化的かつジェンダーの特異的な秘めごとのようにも捉えられる。過剰な射精からくる実際の結論がどうであれ、それが男らしさの象徴であることは、これもまたある種決定的な役割を果たしている。男性は自分自身を、また自らの内から湧きでる情熱を、うまくコントロールしていかなければならない。そのように多くの人は思っているだろう。自慰や淫乱、全体的な意思の弱さ、そういったものはみな制御性、力強さ、堅実性といった男性特有の資質を汚すことにもなってしまうのだから。

## 糞尿

　尿や糞便は明らかに身体から出ていくべきものである。これを保持しつづければ、深刻な病気にもなろう。1758年にジェローム・ゴープ（Jerome Gaub、1705 ～ 1780 年。ヒエロニムス・ガウビウス、Hieronimus David Gaubius ともいわれる）がライデン大学で学生に講義した。便所に行って腹部が硬くなって痛い、それは何が原因なのか？　腸の動きが長いあいだ閉塞される。するとどうなるか？　この教授によれば、要は「便」が溜まって、固くなって、小腸の動きを止めて、それがひるがえって大腸を引っ張り、血圧が下がり、腹部が膨らむという。これは人体の中で、ヘモロイド（痔）の典型例で、炎症、頭痛、腹痛、不眠、発熱、痙攣、悪臭を伴う。

　尿を長く体内に留めることも同様に深刻な病気をもたらす。

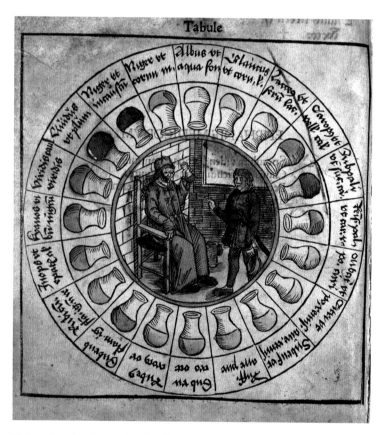

尿チャート。 ウルリッヒ・ピンダー 『医療のひらめき』 より。 1506 年。
(ウェルカム図書館)

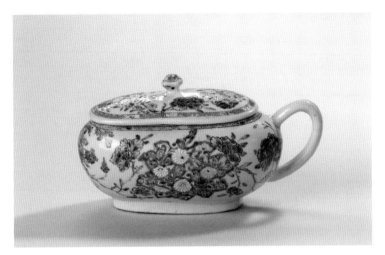

女性用の採尿器。 フランスのボーダリュー社製、 1750 年頃。
（フローニンゲン博物館）

　膀胱が膨らんで括約筋を圧迫する。すると破裂することもあり
うる。澱んだ尿はしだいに腐食して、終いには炎症を起こし
て、壊疽にもなる。それに加えて、血液から原尿の分離が阻害
されて、そうなると結局は身体全体をめぐる体液を汚すことに
もなる。数えきれないほどの痙攣が生じるだろう。こうして、
ゴープはこの病気についてまとめた。以下が続く。脅迫性障
害、嘔吐、不安、身震い、狂乱、多汗、痙攣、そして最終的に
は死に至る。
　　尿こそは患者の状態を反映したものだと医師は確信してい
た。今日でもなお、私たちはそれが自分の身体の内部で起きて
いることを何かしら示唆してくれると信じている。今は尿サン

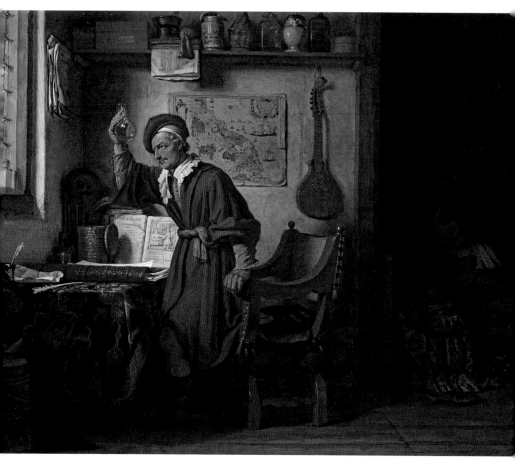

尿の入ったフラスコを検査する尿の専門医。 おそらくは手紙とともに左側にある天然藤（ラタン）製のバスケットで運ばれてきたものと思われる。 ヘイマン・デュラート（Heyman Dullaert、 1636 ～ 1684 年。 ロッテルダムの画家）の絵。
（フローニンゲン博物館）

プルを臨床検査室へ送るけれど、昔の医師は自分で尿の色と匂いと味をみて、自ら診断を下した。

　病人や妊娠が疑われる女性は、その尿をとって、医師や尿検査師がその色や中の微粒子を調べた。もし尿が黄色っぽく、上に何かが浮いていれば、患者は黄疸の可能性がある。色に加えて、匂いや成分、患者の尿量なども病気の判断材料になる。尿が澄んでいて甘く、しかも尿量が多ければ糖尿病を示唆した。こういったさまざまな変化は何も病人の尿に限らない。健康な人の尿もまた、年齢や性別、食事や嗜好品、はたまた体液によって変わってくるものだ。

　尿や糞便といったものは長く保持されるべきものではなく、規則的に排泄しなければならない。そして、それがいったん外へ出てくれば、それによって体内で何が起こっているのか、そんな興味深い情報を提供してくれるのである。

## 母乳

　ミルクの特性として大きな二面性がある。一方ではそんなにたくさんは生み出したり外に出したりできない。他方、飲食用としてみれば、けっこうたくさん飲みたくもなる。食べ物と飲み物、また保持と排泄という大きくふたつのノンナチュラリア、それがこのミルクでいわば合流する。ミルク、それは母乳と言い換えると、それは若い母親たちの日常の話題に上るほどありふれたものだ。

　かつてライデン大学の医学者で化学者でもあったヘルマン・

ブールハーヴェはミルクについてかなり詳しく研究していた。
1728年に、彼の仲のいい友人であったジャン・バプティステ・
バサンド（Jean Baptiste Bassand、1680〜1742年）がミルク入りの
食事で痛風を治そうと試みていたのだが、その時、ブールハー
ヴェは、バサンドへただ一言、幸運を祈る、と告げた。ブール
ハーヴェはそのちょっと小太りの友人バサンドに、もうそれ以
上太らないよう、ミルクを少し水で薄めて飲むようアドバイス
した。ミルクは有用な滋養飲料であるとブールハーヴェは信じ
ていたが、それはもっとも純粋な栄養素を含むからだった。化
学実験室で、ブールハーヴェはミルクの凝固プロセスを研究す
る中で、こういう現象を見ていた。バターやチーズに変わるだ
けでなく、岩石のような硬い骨（のようなもの）になることも
あったのである。ミルクは、この教授によれば、身体全体の何
物にでも、つまり液体にも固体にもなる、そんな生々しい物体
であった。上質の母乳は乳児の健康を促すためには必須のもの
である、これは医師すべてが同意することだ。子供が熱を出し
たとしたら、それはその子の母親か乳母があまり野菜を食べず
に、肉ばかり食べたからかもしれない。その場合は黄色っぽい
腐った母乳になってしまう。ブールハーヴェが推奨したのは、
新鮮な牛や山羊のミルク、卵、パン、オートミールを母親たち
が摂取することだった。ビールはあまり発酵しすぎず濃くて甘
いものをよしとした。そうしておけば、母親たちの母乳はまた

赤子に授乳する夫人。ウィリアム・ジョゼフ・ラクイ、1770年。
（アムステルダム国立博物館）

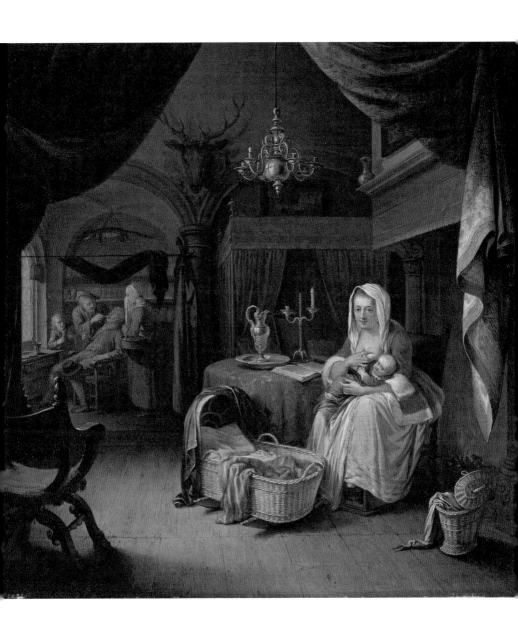

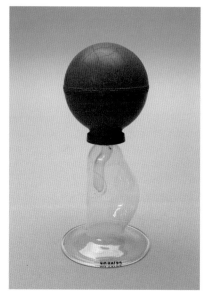

授乳を促すための採乳ポンプ。1900
～ 1950 年。
（フローニンゲン大学図書館）

自然の白色に戻るだろう。母乳は他にも母親の慈愛に満ちた道
徳的なものを、また不道徳なものも含んでいるので、乳飲み子
を乳母のもとへ送り出すときは、資質のいい女性を選ぶことが
肝要である。

　若い母親の健康についてみると、時として真逆のアドバイス
に陥ることもある。母乳をやめろ、というようなこともあるの
である。たとえば、ヨハンナ・ファン・ステーンセル（Johanna
van Steensel、1732 ～ 1796 年）が娘のクリスティーナに、母乳で
はなく哺乳瓶で授乳するよう指導している。1787 年の 4 月にヨ
ハンナは手紙にこう書いている（年代から推定するとヨハンナが 55 歳、
クリスティーナが 29 歳の頃である）。
「親愛なるわが娘へ、赤ちゃんにもうそんなに乳を吸わせるの

はおよしなさい。日中は離乳してね。もう食べられるくらいに
大きくなっているのですから。そのほうが子も育つし、あなた
もまた外出できますわよ」

　確かに母親というものは授乳するか留保するか、そのいいバ
ランスを見つける必要がある。つまるところ、授乳しすぎれば
母親は我が身をすり減らし、栄養不足で青白く、虚弱体質に
なってしまう。それでも、クリスティーナは頑<sub>かたく</sub>なだった。1ヶ
月後のヨハンナからの手紙にはこうある。
「あなたの好きにしていいのよ。でも、昼間は乳を吸わせるの
はやめてちょうだい。お願いだから自分のからだ、大事にして
ね。あなたの性格はわかっているけど、しっかり食べて飲ん
で、どうか自分のからだを大切にしてちょうだい」

## 血液

　体液のバランスが崩れた場合には、人体の調和を元に戻す方
法はいくつかある。たとえば、下剤や発汗誘導剤を使ったり、
排尿したり、搾乳したりだ。しかし、最もよく施行された治療
法は何と言っても静脈血を外へ出す医療行為、「瀉血」（オラン
ダ語ではアデルラーテン "aderlaten"、英語の医学用語としては
フレボトミー "phlebotomy"）で、それは中世に始まって19世紀
まで続いた。オランダではシルルゲイン（18世紀までは外科職
人、19世紀からは外科医師）とよばれた外科職人がその処置、
静脈切開術を行った。穿刺針（ランセット）か鋭いメスで前腕
の静脈を切開して、血を金属製か陶器製のボウルにしたたらせ

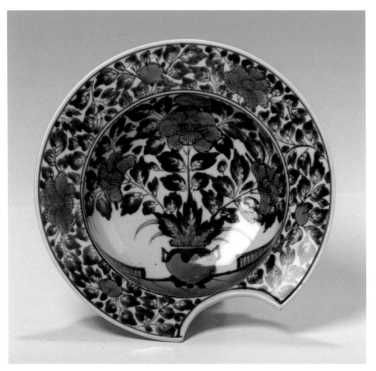

シルルゲイン（外科職人）が瀉血や髭剃りに使用した陶器製の容器。1670 頃～1690
年。（フローニンゲン博物館）

　るのだ。
　　この瀉血処置はもともとはガレノスの体液説、人体は 4 つの
体液、すなわち黒汁、黄汁、粘液、血液による調和のとれたバ
ランスで成り立っているとする考えに基づいている。各体液は
4 つの要素（地、水、気、火）のそれぞれに対応するもので、
いずれもふたつの特性があった。たとえば、黒汁は冷たく乾

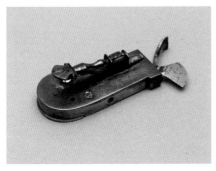

採血のための自動ランセット（穿刺
器具）、1850 年頃。
（フローニンゲン大学図書館）

き、血液は熱く湿り気がある。18 世紀に至るまで、病気や健
康は、みなこの体液と要素から理解された。4 つの体液がみな
バランスのよい状態にあれば、その人は健康になる。しかし、
何かひとつが過剰になれば、それを減らす治療が必要になる。
たとえば、熱があれば、少し血を抜くことによって、熱は引
き、腐ったものも消えていく。瀉血はいつでも実施されたわけ
ではない。発熱がひどくても鼻血が出ていれば、それはじきに
病が治ることを期待させもした。
　瀉血という行為が、病気を治療する目的だけではなく、ただ
健康をそれなりに維持するためにも行われていたと思えるの
は、以下の 17 世紀のフランスの貴族階級の女性の詩からも明
らかだろう。


　　　　さあ勇気よ、あっ先生、始めたわね、
　　わ、わたし大丈夫、強いんだから、包帯きつーくして、
　　　グイッと突き刺して、いい穴あけてちょうだい、

瀉血。クヴィリング・ファン・ブレーケレンカム、1660年頃。

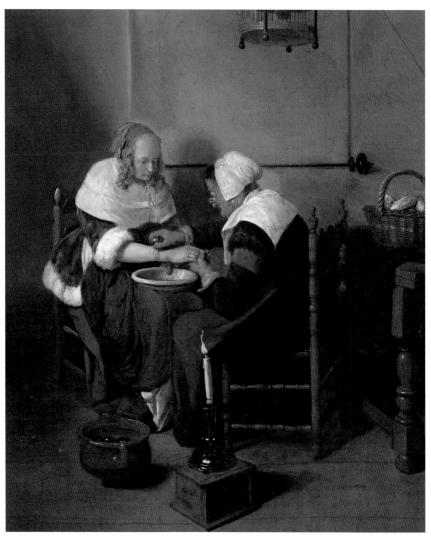

（マウリッツハイス美術館）

　　ああ、この血のほとばしり、驚いたでしょう！

　　瀉血って、精神をきれいにするのよ、
　ぐちゃぐちゃした腐敗物なんかしぼりだして！
おお、神様、お優しい手ですこと、この穿刺、よろしくてよ！
　思い出したら、いやん、わたし、もう微笑んでる、

ちょっと血が滴り落ちただけで、わたしもういい気分だわ、
　　他のどんな処置よりも、瀉血が一番ね、
　わたしにふわっと元気が戻ってくるの、わかるわ、

　でもセンセ、まだ続けたほうがよろしいのでしたら、
　いいのよ、またやってちょうだい、わたし勇気あるの、
　　あなた、やりたいだけ、わたしがまんするわ。

　医師（内科医師）もシルルゲイン（外科職人）も、患者の血液
はさして減らず、支障がないことを知っていた。とにかく、こ
れによって身体の内なる熱、湿度、活力は低下して、その分、
体温は下がり、血の巡りも穏やかになるのだ。過剰な熱をとっ
たり、何か悪いものを取り除けば、痙攣や炎症や他のもろもろ
の病気を抑えることにもつながる。今なお、こんな定期的な瀉
血の効果を信じる医師もいなくはない。

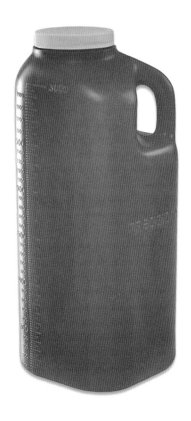

尿瓶。フローニンゲン大学医
療センター、2017年。
（フローニンゲン大学博物館）

### 結語

　上述の血液、汗、尿、母乳、精液の他にも、唾液や経血など
もバランスよく保たれる必要がある。これらすべての体液はそ
れぞれ異なる機能性をもつのだが、健康な身体というものはあ
るひとつの単純な原理によってそれを維持している。「足りなく
ば注ぎ、過多なれば出す」ということだ。したがって、医師た

ちはこう教えてきた。ふたつのノンナチュラリアなるもの、保持と排泄、それと食べ物と飲み物とは連携して調節されるべきものであり、それぞれ単独で考えるべきものではない。片方は他方の薬ともなるのである。

　体液の流れの中で健康を考えるということはおそらくはもう過去のことと捉えられることかもしれない。しかし、現在の私たちの健康に対する考え方は、古代からの体液論という遠き山々からの木霊として聞こえているようなものとして捉えることもできる。内科や産婦人科の医師は血液サンプルをとるし、患者の容体は尿成分の解析結果で判断する。母親たちはいまなお自分の娘が乳をもみほぐそうとするのを止めたりもする。私たちはしょっちゅうスパやウェルネスセンターへ行って、そこのサウナで汚れた汗をはき出す。人によっては、浣腸とか腸洗浄によって自分の身体を清浄化しようとする。大腸から汚物や毒素をとにかく吐き出してしまうのだ。手短に言えば、我々の体液にまつわる歴史上のもろもろの考え方が、今なお盛んに繰り返されているだけのことなのだ。

　最後に、もしあなたが今、汗をかきはじめたとしたら、たぶん尿は出るが、排便はできない。それに気づけば、バランスを元へ戻す、そのやり方はいろいろあること、それも自覚でき、さらには歴史は確かに繰り返しているということにも気づくだろう。

## 参考文献

V.A. Fildes, 1986. Breasts, tottles and babies: A history of infant feeding.

M. Horstmanshoff, H. King, and C. Zittel (eds.), 2012. Blood, sweat and tears: The changing concepts of physiolosy from Antiquity into Eraly Modern Europe.

R. Knoeff, 2002. Herman Boerhaave (1668 〜 1738) : Calvinist chemist and physician.

T.W. Laqueur, 2003. Solitary sex: A cultural history of masturbation.

C. McClive, 2015. Menstruation and procreation in Early Modern France.

C. Santing en J. Touber (red.) , 2012. Bood--Symbol--Liquid.

P. Simons, 2011. The sex of men in Premodern Europe: A cultural history.

M. Stolberg, 2015. Uroscopy in Early Modern Europe.

D. Valenze, 2011. Milk: A local and global history.

# 第6章
# 情緒バランス

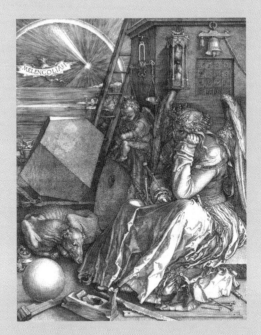

アルブレヒト・デューラーの銅版画メランコリアはメランコリーのテーマに関して最も有名なルネッサンス期の芸術であろう。
（アムステルダム国立博物館）

　現代の心についてみると「魂の情熱」、つまり今日の私たちのいうところの「情動」（エモーション）などは、おそらくこれまで見てきた他のノンナチュラリアほどには健康に直結するとは思われないだろう。しかし、感情や精神状態もまた、古代から、医学的観点からライフスタイルを考えた時に、ひとつの中核になる。これはたしかに健康に影響し、しかも病気の原因にもなり、また病を鎮めることにもなると、長く考えられてきたものなのである。

　怒り、欲望、悲しみ、恐れ、驚き、軽蔑、嫌悪、絶望、これらの情動はすべて、時として、身体的な病気の根源に関わるものとして見られることがある。ある意味、今でいうところの心身相関疾患である。同時に、情動に関係する症状は、時にその肉体のほうに原因があると理解されてきた。そして、情動そのものは、それ自身が「魂の病気」として思い描かれるのである。このトピックは身体的なものと心理的なもの、そしてさらには精神的な問題点をも扱うことになるので、情動の調節に関わる哲学的な見方や神学的な見方は、しばしば医学的な見方とごちゃ混ぜになることもあって、たとえば医師が道徳的神学的な言及をしたり、哲学者が医学的な美辞麗句を並べたりすることがある。心と身体の関係の理解については、もちろん時代とともに大きな変貌がありはしたが、診断法や治療法が時代の認識とともに変化しても、情動のバランスをどうやって維持するか、それを考えようとすること自体は世紀を超えてずっと一貫したものが明らかにある。

　情動と心理状態と身体との間の複雑な関係性はこれまでさまざまな理論で説明されてきたし、今なお熾烈な議論の対象となっている。確かに、現代の哲学者たちは、いかにして意識というものが物体たる身体に生じるのかという疑問を「ハードプロブレム」（意識の難問）としてとりあげたりもする。古代においては、一般には身体と心は相互に行き来する関係ととらえられていた。哲学者デモクリトス（Democritus、紀元前460頃〜370年）はこのように言う。「もし肉体と魂が自らの怪我についてお互いを責めあうとすれば、それは家主と客のどちらが悪いのか、といったあやふやな議論になる」

　後のプラトンになると、より階層的なモデルへと進めて、上位にある脳の中の合理的な心が下位の器官から湧きいずる情熱（パッション）によって果敢に攻撃されると理性と秩序が乱されてしまうのだと表現した。後世にとても影響力の強かった2世紀の医師、ガレノスになると、その著作の多くは6つのノンナチュラリアに基礎を置くものなのだが、パッションが精神に作用して熱と生命力を肉体に付与し、健康のよりどころとなる4つの体液（血、粘液、黒汁、黄汁）のバランスを変える、そんなシステムとして成り立つものと考えた。ガレノスのこの「魂の情熱」という考え方はイスラム圏の学者たちによって継承発展されていき、後にそれらはローマ・カトリック教会に受け入れられて、パッションと身体の体液バランスとの関係についての物質主義、つまり唯物論が、ユダヤ教とキリスト教の共通の伝統である「魂の救済」へと癒合していった。

　一個人の魂の中で必要なバランスを維持する方法はいくらでもある。魔法のお守りからロザリオや数珠（じゅず）にいたるまで、宗教上の儀式や迷信であっても、ほとばしる感情をコントロールするために使用されてきた。大局的に捉えれば、精神的な世界や医学に根ざして感情を抑制することは、哲学領域におけるストア派の中心的な教えであった。健康に関する情動の役割についての議論の中でヨーロッパの歴史上最も有名な言葉、それはローマ時代の詩人ユウェナリスの言葉、「健全なる精神は健全なる身体に宿る」であるが、これはストア派の身体と幸福を一体の道としてみる見方とは一線を画するものだった。アリストテレスは過剰な感情への対抗的な情熱の存在を好んで使ったが、これは感情をコントロールするための具体的な治療法として、19世紀まで続く考え方の原理となった。たとえば、1708年には、オランダの偉大な医師であったヘルマン・ブールハーヴェは、「脳と神経のジュース」を通じて過剰な感情を処理するには、「対抗的な情熱を喚起させる」ことが重要なのだと書いている。その後、1763年には、彼の弟子であったジェローム・ゴープが、この手法を取り込んで「健康と疾患における心身の関係について」という講演を行っている。

## 憂鬱（メランコリー）

「魂の情熱」についての医学的議論の中で最も重要なのはおそらくメランコリー（憂鬱）についてのものであろう。これは黒汁（黒い汁はギリシャ語で melaina chole。メラニンを含んだ汁を

意味するメラニアコール、これがメランコリーの語源）なる体
液の過剰によって引き起こされる、一種の病気ではあるが、4
つの根源的な液性のひとつでもある。身体的な不均衡に起因す
るものだが、その症状と原因はしばしば「魂の情熱」の中に探し
求められた。いくつかの処置、たとえば過剰な黒汁を除去する
ためにヘレボルス（クリスマスローズ）の花などの下剤を使う
ことなどは、もちろん身体的なものなのではあるが、他にも情
動を直接コントロールしようとする試みもあった。古代ローマ
時代に百科事典を編集したケルスス（Aulus Cornelius Celsus、紀
元前 25 頃〜後 50 年頃）は、たとえば、憂鬱な患者には何か物
語を聞かせて元気づけること、そして褒めてあげることを推奨
している。その流れは、ルネッサンス期のフィレンツェの哲学
者、マルシリオ・フィチーノによって復活する。フィチーノは
「魂を揺さぶる」手法を用いた中心人物である。フィチーノは
メランコリーについて、それをプラスとしてみる見方を復活さ
せた人物でもある。黒汁の過多を当時の知識人の間での心の疲
労、働きすぎと関連づけて考えたのである。これによってメラ
ンコリーにはある種逆説的な魅惑のある病とする見方が付与さ
れて、あたかも何かゆかしい詩人のような、むしろ高級な病と
してみる見方がでてきた。これに関して書かれたもっとも有名
な書物は、イギリスの学者ロバート・ブルトン（Robert Burton、
1577 〜 1640 年）による 1621 年の大作『憂鬱の解剖学』（*The
Anatomy of Melancholy*）であろう。これはこの状態（憂鬱）を真に
医学的な観点から詳述した大作である。黒汁の過剰についての

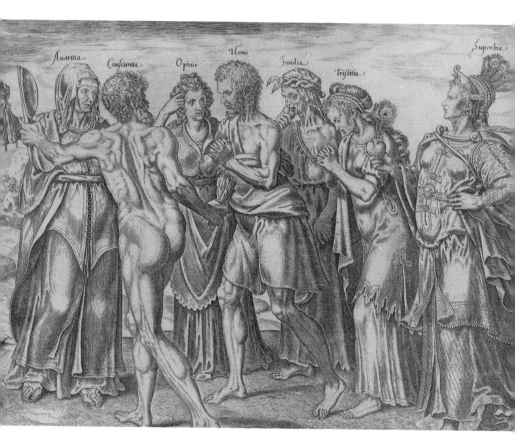

中央に立つ人間（Homo）はさまざまなネガティブな感情、すなわち貪欲（Avarita）、
偏見（Juridia）、羨望（Opinio）、悲しみ（Triftita）、傲慢（Superbia）に脅かさ
れている。そこへ、良心の精霊（Confcientia）が鏡と棍棒をもって助けに来る場面。
フィリップ・ハレ（Philips Galle、 1537 ～ 1612 年）、 1563 年。（アムステルダム国
立博物館）

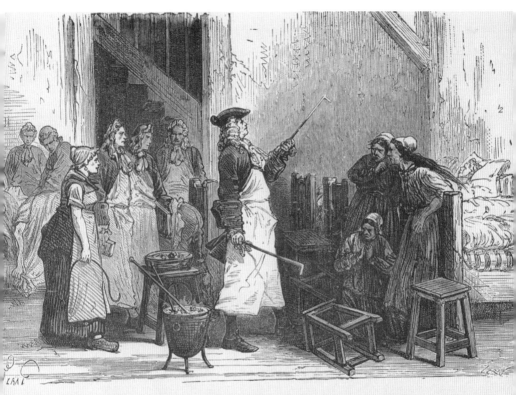

BOERHAAVE ET LES FEMMES HYSTÉRIQUES DE L'HOPITAL DE LEYDE

ヒステリーの患者を熱した鉄アイロンで治療するブールハーヴェ。『18 世紀の著名な
学者の暮らし』、1874 年。

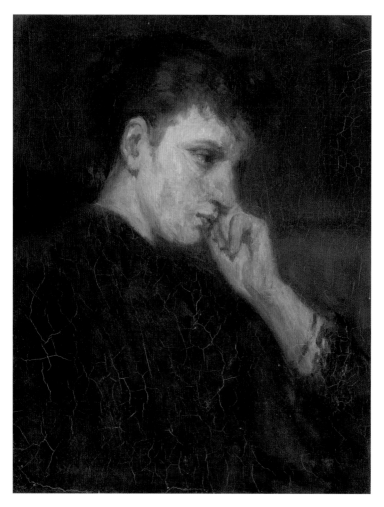

「メランコリー」。 ヨゼフ・イスラエルス（Josef Israels、 1824 ～ 1911 年。 フローニ
ンゲン生まれ） 1880 ～ 1899 年。 （アムステルダム国立博物館）

身体的な説明とその治療法について書かれているが、その大部分はストア哲学がいかに必要なのかという議論に割いていて、メランコリーは病気でもあると同時に、また人間の（平常な）状態の一面でもあると説いている。ブルトン自身も、身体が心理的な問題を引き起こすのは「何かしら不穏な蒸気が脳へ送られる」からだと信じていたが、「心の動揺」がメランコリーを引き起こすと、それが「情熱と混乱によって、憂鬱や絶望、惨めな病気、そして時には死へ至らしめるような、劇的な変動を生じさせる」ととても明晰に分析もしていた。いい日常習慣できちんと生活する、そうすることで情動をセルフコントロールすることこそが医学的療養の中核にある。ブルトン以来、数世紀にわたって、この考え方、これはストア派の哲学とキリスト教における自省、内省の教えに基づくものだが、それがメランコリーやうつ病やその関連疾患についての医学的議論の中で幾度となく再燃している。現代社会では、これはいわゆる認知行動療法（cognitive behavioral therapy, CBT）と精神分析の諸学派に代表されるものである。最近は、どちらかというと心の病の原因としてみる情動要素からは除外される傾向にある単なる「憂鬱」とか「意気消沈」としてみる精神薬理学的な考え方に押され気味ではあるが、それでもこういう考え方は今でも生き残っている。

## 恋わずらい

　医学分野で議論されるもうひとつ重要な情熱には、いわゆる

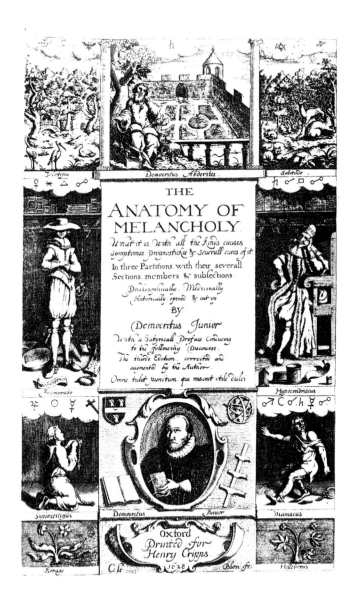

恋の病、恋わずらいがあるが、これは愛情と欲望の織り混ざっ
た複雑なものである。古代ローマ（アウグストゥス帝政時代）
の詩人オウィディウス（Publius Ovidius Naso、紀元前 43 〜後 17
年）の『愛の治療』（*Remedia Amoris*）は、「医者からの最後のアド
バイス」と題された詩の一節で終わるのだが、そこでは、愛の
絶望的な破局にある人へはオニオンとか「好色の庭からの炎」の
ようなものは避けるようにとの忠告も含めて、病としての愛の
諸問題に言及している。また、ガレノスの考えを引用しつつ、
イスラム圏の医師たちは、精神療法の他に、瀉血すること、ま
た嘔吐させることも提唱しながら、恋の病の体系的な治療法を
発展させた。このような医学理論は 12 世紀のヨーロッパでの
宮廷文化の中で芽生えたロマンチックな愛の理想像ともうまく
共鳴して受け入れられていった。たとえば、アンドレアス・カ
ペルラヌス（Andreas Capellanus、1150 〜 1220 年）の『愛につい
て』の中には、愛がいかにして病気につながるかが切々と説か
れている。それは食物の消化を妨げ、人間の体液を乱し、「微熱
とともに終わることのない病」となり、睡眠障害にもなり塞ぎ
込んで、しまいには「狂おしく、錯乱させ」もする。

　近世になると、この種の問題への医学的なまた人道主義的な
処置方法が編み出されてきた。たとえば、ライデンの医師だっ

ロバート・ブルトンの『憂鬱の解剖学』の表紙。著者の姿が下に描かれている他に
は、さまざまなメランコリーのパターン、心気症（ノイローゼ）、胃痛、恋わずら
い、信心、狂気の様が描かれている。下段に描かれたヘレボルス（クリスマスロー
ズ）とルリジサ（ボリジ）はメランコリーの治療に使われた薬草（ハーブ）。
（ウェルカム図書館）

たヤコブ・ラウ（Jacob Rau, Johannes Jacobus Rau、1668 〜 1719
年）とか、あるいは最も影響力があったのは 1623 年に出版され
た『エロトマニア』（*Erotomania*、これは色情症ではなく妄想性
障害の一種、恋愛妄想）の著者のフランスの医師、ジャクー・
フェラン（Jacques Ferrand、1575 〜 1623 年）がいたが、彼らは
愛というものを「肉体と精神の病弊」として取り扱っている。
愛の憂鬱、ラブメランコリーを治すには、フェランによればメ
ロン、リンゴ、ナシを食べて、辛いものやこってりとした肉、
特にガチョウ肉は避けるようにということだった。フェランは
また、大麻草の種、セイヨウニンジンボク、ドクニンジン、レ
タスの摂取を勧め、カンファー（樟脳）による膣洗浄処置や男
性の恋の病の一因とも考えられた精子量を減弱させる目的での
瀉血処置なども推奨している。しかし、彼の著書の中では恋の
病の治療のためにセックスを支持しているように思われがちだ
が、実際にはそうではなく、ただ（合法的なセックスを含む）
結婚を推奨していたのだった。中世からの迷信のようなもの、
たとえばヴィラノバのアルナルドウス（Arnaldus de Villa Nova、
1235 頃〜 1313 年）の処方とも伝えられる「好色男の睾丸の下
にはオオカミの睾丸を」などは蔑視していた。18 世紀半ばに
は、ライデンの医師ジェローム・ゴープが、恋の病は黄疸など
の病気をもたらす、としている。恋わずらいを病気としてとら
える見方はその頃以来、もう影を潜めたようにも思われるが、
19 世紀に入ると、これに類するある種の「症状」として、ニン
フォマニア（女性の色情症）やホモセクシャル（同性愛）が出

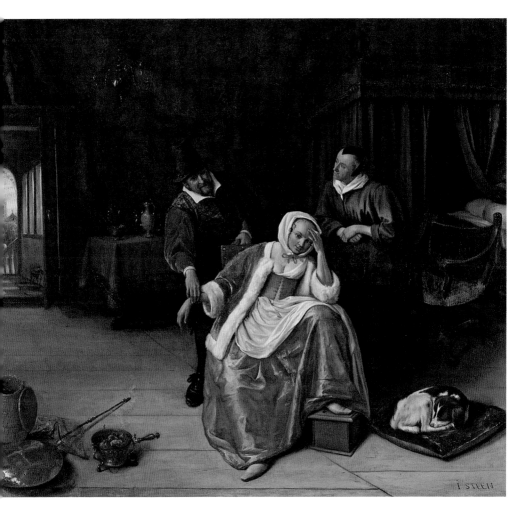

恋わずらいの夫人の脈をとる外科職人。 脈をみるのは古代への回帰でもある。 ヤン・
ステーン（Jan Steen 、1626 ～ 1679 年。 オランダの画家）。「心の病」、1660 年。

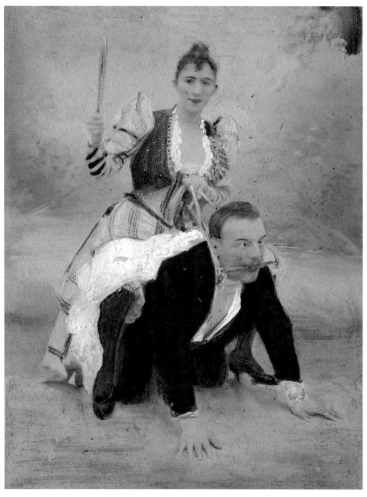

19世紀になると恋わずらいという診断名はなくなっていったが、愛や欲望への情はさまざまなかたちで現れてくることになる。エロチックなハガキやカードなどを収集したセクソロジストともいわれるリヒャルト・フォン・クラフト＝エヴィングの著作『性の精神病理』に多くの例が挙げられている。これはその中の変態性欲の一例。
（ウェルカム図書館）

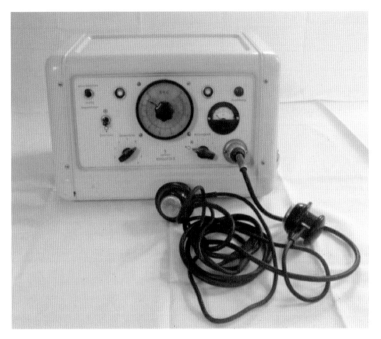

シーメンス社製のコンサルベーター3号機。同性愛の治療に使用された電気刺激機。
欲求不満の解消をもたらすとして今日でも使われる。

現してきた。そして、今日、私たちの時代には、恋の病は別の
形でも見られるようになり、たとえば、異常性欲から共依存ま
で多岐にわたり、最近の神経科学的研究では人の恋愛を強迫性
障害と比較した研究もある。

## イマジネーション（想像力）

　情動と同じように想像力というものは、これもまた健康へ強
い影響力をもつと考えられていた。西洋社会は、古代ギリシャ

からも、またキリスト教の世界からも、想像力（ここでは仮想や妄想の意味をも含む）は時に誤謬を生み出すかなり不合理かつ危険なものであるという印象を受け継いできている。これは今日の理解にある非常にポジティブな印象とは相反するものだ。過剰な情動と同様に、この想像力のもつ身体への危険性も、17 世紀までは体液の観点から捉えられていた。1604 年にイギリスのイエズス会の修道士だったトーマス・ライト（Thomas Wright、生年不詳〜 1624 年）などは、想像力というのは「人をだます相談役」であって、「純粋な精神を脳へ多数寄せ集める結果、体液の病理的な動きを生み出してしまうもの」とした。想像力が旺盛になることからくる危険性への警鐘が鳴らされたのは、宗教的な「我忘」や「狂信」へとつながるからであった。17 世紀のイギリスの作家、ヘンリー・ウォートン（Henry Wharton、1664 〜 1695 年）はカトリック教会の神秘主義を「未消化の揮発物質」による「混乱した想像性」だとして痛烈に批判した。理性的な宗教とともに正気と健康のためには想像性というものが抑制されるべきと考えたのである。

　しかしながら、17 世紀の中頃からは、この健康と想像性との関係について、揮発性物質や体液からではなく、神経系の働きから考えるように変わってきた。一方で、これは想像性というものを初期には繊細な感受性、のちにはロマンチシズムの観点から擁護しようとする新しい動きとも関係していた。しかし、それはまた想像からくる恐怖と新たな医学の対象とする分野をも生み出すことにもなった。

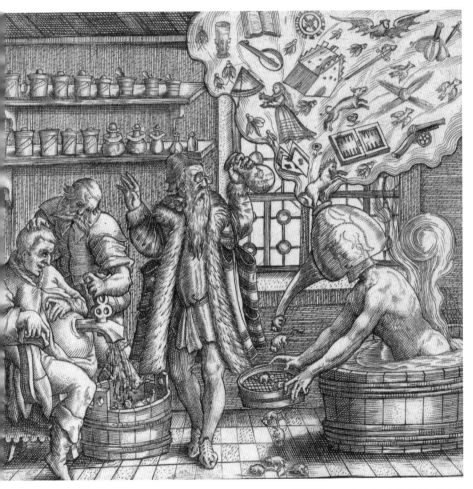

狂人を治癒する医師がパッションのバランスを調節している。（右の患者の）頭の中には溢れんばかりのパッション、女、酒、賭け事、武器、音楽、読書などが渦巻いていることに注目。（左手の）ふたり目の患者の太っ腹からは汚物が流れ出ているが、これは毒々しい情熱は腹のなかに巣食うという前近代的な考え方に基づく。ヨハン・テオドール・デ・ブライ、1596 年。
（アムステルダム国立博物館）

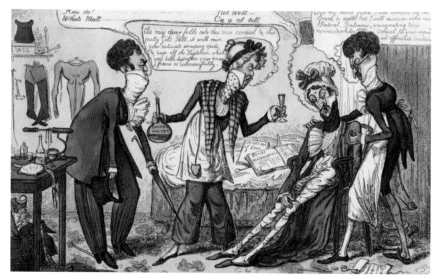

行き過ぎた想像力についてはたくさんのイメージがあるが、これはそのうちのひとつ。これはたとえば、読書しすぎることで生じ、確実に病となる。ロバート・クラックシャンク（Robert Cruikshank、1789～1856年。イギリスの風刺画家）。

　若い女性は概してこの手の危険性に陥りやすい。著者不詳の本だが、1722年に出版された『淑女の品行』（*The Young Ladies Conduct*）には、当時の主だった考え方が記載されている。それによると、女子は時として、死をも選択してしまう危険性をはらんでいる。

　　女子は時々、情熱や妄想の悪魔からうまく守ってあげないといけない。大人が注意してあげないと女子には危険が及ぶかもしれない。犠牲者が増えてしまっては葬式の費用

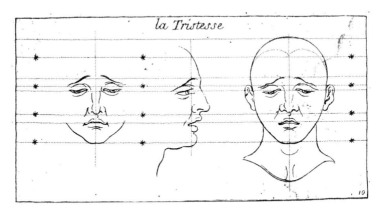

フランスの画家で美術理論家のシャルル・ルブランが芸術として多様な情動をどう表現するか模索していた。これはルネ・デカルトのいう情動の機械的見方に関して描いた一枚。シャルル・ルブラン（Charles le Brun、1619 ～ 1690 年）、「魂の情熱の表現」（Les Expressions des Passion de l'ame）、1727 年。
（ウェルカム図書館）

を教会関係者が値上げするような事態になるかもしれないのだが、そうなってはならないのだ。神経質な女性は想像や妄想などに弱いことを思えば、女性のお楽しみ時、特に小説を読みふけっているような時などは、特に用心しなければならない。たとえば1786年に、ドイツの学者ヨハン・オーガスタス・エーベルハルト（1739 ～ 1809 年）がこう諭している。小説を読むと、それは想像の器官を疲弊させ、身体の崩壊を招き、時には死へも至らしむる、と。

## 近代化の中での情動

　17 世紀に派生してきた自然現象を徹底して機械的に考える見方によって、「魂の情熱」と健康や病気との相互作用について

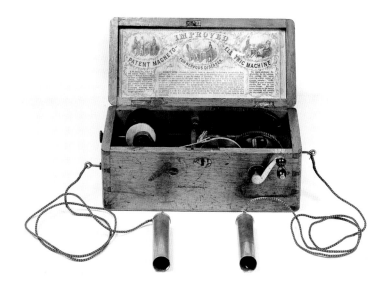

脳についての機械的な見方が出てきたのは18、19世紀に発達した電気や電流の概念に多分に影響されている。その結果、電気刺激で「神経の」まさに「ナーバスな」状態を修正しようとする装置が出現した。これは、神経症治療用の磁気電気装置として特許取得された改良品。（ウェルカム図書館）

の考え方は大きな転換点を迎えることになった。イギリスの医師ウィリアム・ハーヴェイ（William Harvey、1578 〜 1657 年）による血液循環の発見、アイザック・ニュートン（Isaac Newton、1642 〜 1726 年）の物理学、ルネ・デカルト（Rene Descartes、1596 〜 1650 年）の哲学の出現などによって、生理学者たちは情動が身体へ及ぼす影響をどう説明するか、新しいメカニズムを模索していた。オックスフォード大学の医学者、トーマス・ウィリスは神経系についての新しい学問においても

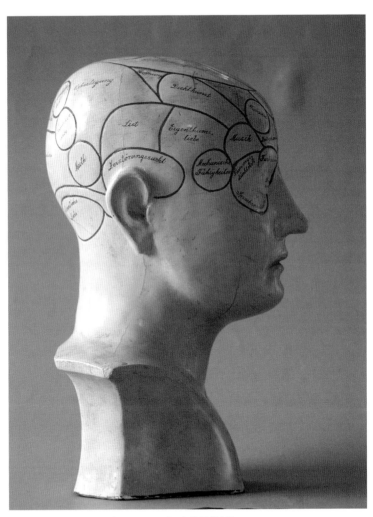

骨相学の頭蓋モデル。（フローニンゲン大学博物館）

指導的立場にあったが、メランコリックな感情の派生についての従来の過剰な黒汁が原因とする考えなど、真っ向から切り捨てた。そして、18世紀までには、ジョージ・ケインやウィリアム・カレン（William Culen、1710〜1790年）といった生理学者たちの間で、情熱（パッション）の議論には必ず神経系というものがその中心に据えられるようになった。しかし、それでも啓蒙時代においても、古くからの体液説はしぶとく居残る風潮もありはした。エジンバラの医師ロバート・ウィット（Robert Whytt、1714〜1766年）などは1760年代になっても、腸からの「有害な体液などの流れ」が脳へ影響するとか、またその逆の影響についても（考え方の）迷いがあるようであった（今日でも脳と腸の関係性、脳腸相関を重視する立場もなくはない）。他にもより先進的な考え方を打ち出した学者もいた。脳と神経系はある意味、電気的な機械であるとする見方で、ジョン・ウェスレー（John Wesley、1703〜1791年）の『待望の機器——人類愛から生まれたお手軽な電流装置』（*Desideratum: Or Electricity made Plain and Useful by a Lover of Mankind*、1760年）などにみられる脳への電気刺激手技は、今日の精神医学領域における電気痙攣療法（Electroconvulsive therapy、ECT治療法）として利用されている。

　18世紀も終盤になると、ノンナチュラリアへの信奉は衰退の一途をたどることになる。以来、情動が健康へ及ぼす効果

患者の脳を電気刺激することで、デュシェンヌはある種の情動に由来する表情を再現してみせた。ギヨーム・デュシェンヌ（Guillaume Duchenne、1806〜1875年）『人体生理の仕組み』、1862年。

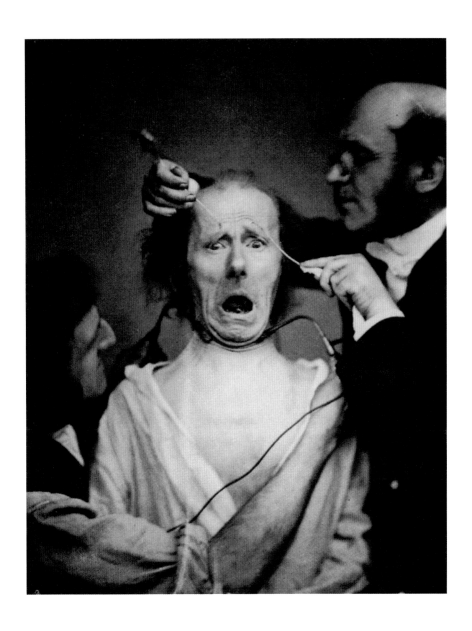

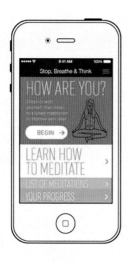

GET MEDITATING IN
5 MINUTES. EASY.

With this app, you can develop and apply kindness and compassion in your daily life through a process called STOP, BREATHE & THINK:

STOP

Stop what you are doing. Check in with what you are thinking, and how you are feeling.

BREATHE

Practice mindful breathing to create space between your thoughts, emotions and reactions.

THINK

Learn to broaden your perspective and strengthen your force field of peace and calm by practicing one of the meditations.

stopbreathethink.org

瞑想（マインドフルネス）のアプリ。瞑想法はジョン・カバット・ジンの 1970 年代の著作以来、仏教思想に影響されながらも、非宗教的な医療方法として出現してきた。

についての医学的関心は、いくつかの紆余曲折を経て、しだいに消えていった。19 世紀の初頭には、精神医学や精神病の分野が確立されて、イギリスの「モラルマネージメント」の動向や、フランスのジャン・エティエンヌ・エスキロール（Jean-Etienne Esquirol、1772 〜 1840 年）などによって、情動の働きについてさかんに研究されるようになった。他にも、全く別の基礎医学の視点から、脳内での情動の派生基盤を探ろうとする研究もあった。いわゆる「骨相学」、脳の各部位が性格や

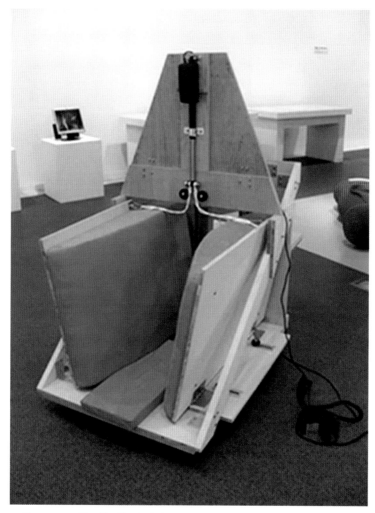

ハグマシーン、締め付け機とも呼ばれる。これは自ら自閉症を患う科学者テンプル・グランディンが考案したもの。情動ストレスを機械的に軽減するための装置である。

情動のある側面に対応しているとする頭蓋の形態から人間の性格や健康状態を理解しようとする学問だが、それは 1790 年代にドイツの医師フランツ・ヨーゼフ・ガル（Franz Joseph Gall、1758 〜 1828 年）によって提唱され、その後ヨハン・スプルツハイム（Johann Spulzheim、1776 〜 1832 年）やジョージ・コンベ（George Combe、1788 〜 1858 年）らによってさらに発展していった。「骨相学」という仮説の基礎にあるのは、そもそも情動は脳の生理学的な作用の結果として現れるものという考え方であって、これはかつての「魂の情熱」に基づく養生法とは真っ向から対立する概念であった。最終的には、この骨相学は信頼されず、いずれは破棄される運命にあったのだが、それでも一部の研究者はそれを追随している。たとえば、1860 年代には、フランスの神経学者デュシェンヌ（Guillaume Duchenne、1806 〜 1875 年）は脳への電気刺激が人間の感情表出にどう影響するかについて研究している。その研究に由来するたくさんの並外れた表情の写真などは、情動というものがたしかに神経生理学的な電気現象として出現することを示唆している。しかしながら、19 世紀も終わり頃になると、情動や（仮想、妄想をも含む）想像性と健康についての研究の新しい動きが、ジークムント・フロイト（Sigmund Freud、1856 〜 1939 年）の研究によって、催眠術との関わりをも匂わせながら出現してくることになった。

　21 世紀になってもなお、私たちは情動の身体への影響について統一的な考え方に帰結したとは言い難い。一方では、過去

にヘレボルス（クリスマスローズ）や他の薬を処方したなごりの
ように、情動の状態を投薬で調節しようとする精神薬理学的な
手法が優勢なのだが、しかし同時に、最新の見方からすると、
情動からくるさまざまな症状を脳の病気の表れとしてみること
も台頭してきている。この情動と健康を神経科学的に捉える考
え方は、MRI スキャンの実施などからもかなり強化されてい
る。しかし、一部の神経科学者は厳密な物質主義、すなわちそ
れに付随する感情などは排除する姿勢だが、他には、たとえば
アントニオ・ダマシオ（Antonio Damasio、1944 年〜）のよう
に情動の神経学的な基礎、それも特に「魂の情熱」と健康との
関わりについて、現代脳科学の立場から追究しようとする学者
もいる。さらには、「瞑想」の類、「マインドフルネス」は今と
ても流行っているが、これなどは以前のストア哲学の伝統やこ
れまで何世紀にもわたって繰り広げられてきた情熱（パッショ
ン）についての医学的な考え方と共通するが、医学に準ずる流
れの中で、人々の情緒を安定化させようとする医療学的な手法
となっている。「情動」、これは現代医学の観点からすればはる
か遠いかなたに置き去りにされてしまいそうなものかもしれな
いが、決して消え失せたものではなく、今もなお健康について
の現代的な考え方の中に居ついているのである。

## 参考文献

F. Bound Alberti, 2010. Matters of the Heart.

E. Cerrara (ed.) 2013. Emotions and Health 1200 〜 1700.

S. Corneanu, 2011. Regimens of the Mind.

A. Damasio, 2006. Descartes' Error: Emotion, Reason and the Human Brain. (『デカルトの誤り　情動、理性、人間の脳』ちくま学芸文庫、2010 年)

A. Harrington, 2009. The Cure Within: A HIstory of Mind-Body Medicine.

J. Kennaway, 2012. Bad Vibrations: The History of the Idea of Music as a Cause of Disease.

C. Lawlor, 2012. From Melancholia to Prozac.

J. Liliequist (ed.) 2012. A History of Emotions: 1200 〜 1800.

J. Plamper, 2015. A History of Emotions: An Introduction.

C. Zimmer, 2004. The Soul Made Flesh.

# 謝辞

以下の人々および研究機関からの支援に感謝します。

◉ フローニンゲン大学遺産部門のパブロ・コレット、ヘルタ・ハウスマン、ロルフ・テル・スルイスには大学と図書館の保管庫からの種々の貴重資料の発掘とアドバイス、それと画像についての支援に。
◉ ミエンテ・ピーテルスマには芸術学部での研究補助に。
◉ ロッテルダムのコルトフットメディア社のニンケ・テクストラには本書の装丁を美しく仕上げてくれたことに、またディルク・フェネマにはフローニンゲンに関する資料の写真撮影に。
◉ 出版社のロエルフ・バークハウスには本書に関するすべての編集作業の調整に。
◉ 画像の使用許可については、以下の機関に。アムステルダム国立博物館(リクスミュージアム)、ライデン国立古代博物館、ライデン大学図書館、フローニンゲン公文書館、フローニンゲン博物館、エール大学イギリス美術センター（コネチカット、アメリカ合衆国）、フランス国立図書館（パリ、フランス）、ワラーフ・リヒャルト博物館（ケルン、ドイツ）、ヴィラ・ファルネジーナ（ローマ、イタリア）、ウェルカム図書館（ロンドン、イギリス）、ブリストル市立博物館・美術館（ブリストル、イギ

リス）、国立古代史博物館（アテネ、ギリシャ）。

⦿オランダ科学研究機構（NWO）、フローニンゲン協会、ムレリウス基金にはこのプロジェクトへの経済的支援に。

以上、心よりお礼申しあげます。

# 著者について

ジェームズ・ケナウェイ（James Kennaway）**第2章、第6章**
　　フローニンゲン大学、医史学の研究者。以前はオックス
フォード、スタンフォード、ウィーン、ダーハム、ニュー
カッスルの各大学での研究経験をもつ。医学と文化につい
ての著作が多い。代表作は *Bad Vibrations: The History of the Idea
of Music as a Cause of Disease.*（2016年）

リナ・ノエフ（Rina Knoeff）**序章、第1章**
　　フローニンゲン大学教授。以前はケンブリッジ大学、マー
ストリヒト、ライデンで研究。医学史、特に啓蒙時代（17世
紀後半〜18世紀）における食と身体が専門。

オンノ・ファン・ニーフ（Onno van Nijf）**第3章**
　　フローニンゲン大学で古代史の教授。ギリシャ時代の専門
家で、ヘレニズム時代とローマ時代のエキスパートであ
る。スポーツと祭典、政治的文化、宗教史に造詣が深い。

カトリーヌ・サンティク（Catrien Santing）**第4章**
　　フローニンゲン大学の中世史の教授。特に、中世後期の文
化、学術、医学史を専門とする。

ルーベン・フェルワール（Ruben Verwaal）**第5章**
フローニンゲン大学の医科学史研究科の大学院生。

# 訳者あとがき

　本書『図説　老いと健康の文化史 —— 西洋式養生訓のあゆみ』はオランダ北部のフローニンゲン大学から出版された *"Gelukkig Gezond! Histories of Healthy Ageing"*（2017年）の全訳である。冒頭のまえがきにも記したが、これはこの大学の博物館で2017-2018年にかけて開催された特別企画展に合わせて編纂された一般向けの「健康長寿の歴史」の解説書である。序章に続く6つの各章は同大学の5名の専門家による分担執筆だが、この特別企画展と本書全体のとりまとめの中心となったのは、医学史が専門のリナ・ノエフである。企画展を開催し、この原著を出版した当時、リナ・ノエフは准教授の立場だったが、今年の春からは主任教授（Aletta Jacobs Chair of Health and Humanities）に昇格している。オランダで2番目に古い歴史を誇る国立大学の人文学部で、特に医学史と芸術との接点で新境地を切り開いている。彼女は2012年からこの大学に籍をおくが、それまではライデン大学で、オランダの啓蒙時代、17世紀の著名な医学者、ヘルマン・ブールハーヴェの業績を中心にオランダ医学史の研究を深めた。その研究について、彼女は最近、本書の第2章と第6章の執筆を担当したジェームズ・クナウェイと共同で、*"Lifestyle and Medicine in the Enlightenment: The Six Non-Naturals in the Long Eighteenth Century"*（ルートリッジ、ロンドン。2020年）という学術書の出版もしている。これに比べて、本書の特徴は

その専門的な内容を一般向けに書き砕いた簡略版であり、また
より長い歴史の中で「ライフスタイルと医学」について広く俯
瞰したものといえる。

　リナ・ノエフは生粋のオランダ人である。オランダ南東部、
ちょうどドイツとベルギー国境の町の出身で、マーストリヒト
大学を卒業後、イギリスのケンブリッジ大学(大学院)で歴史学
の博士号（Ph.D.）を取得している。そこでは科学史・哲学科で
医学史を専攻し、大学院生に特化したダーウィン・カレッジに
寄宿した。このダーウィン・カレッジはこれまでに5名のノー
ベル賞受賞者を輩出している名門カレッジのひとつである。タ
ンパク質の構造解析のマックス・ペルツ（1914〜2002年）、昨
今の抗ウイルス抗体の作出にも関係するモノクローナル抗体で
のセーサル・ミルスタイン（1927〜2002年）、遺伝物質の染色
体DNAの末端構造であるテロメア研究のエリザベス・ブラッ
クバーン（1948年〜）らはいずれもこのカレッジの卒業生や名
誉フェローである。あと2名は経済学賞を受賞している。その
ような名門カレッジだが、その名前の由来は、ケンブリッジ大
学の卒業生でかつ、いわゆる「進化論」で有名なチャールズ・
ダーウィンであることはいうまでもない。

　　　　　＊

　本書の主題である「健康長寿」については、日本国内だけで
なく、世界的に関心が高い。先進諸国の多くは「高齢化先進

国」にもなっている。いずれも経済大国化すると同時に「老年大国」ともなってきたのだ。経済発展とともに飽食文化ともなり、どの国でも生活習慣病や認知症など中高年の疾患が増え続けている。

　そんな時代の中で、本書はオランダを主としながらもヨーロッパ全体の 2000 年の歴史の中で人々が健康や長寿というものをどのように捉えてきたか、その根底にあるものを見据えながら、歴史的な資料や絵画、写真をふんだんに取り入れて、目に見えるかたちで、「西洋の養生観」の歴史的変遷を明示してくれる。その根源にあるものは遠く古代ギリシャ・ローマ時代の医聖とされるヒポクラテスの思想に根ざす考え方だった。

　近年、健康長寿に関係した書籍出版は数かぎりない。その多くはこうすれば老いないとか、認知症を防ぐにはどうしたらいいとか、いわゆるハウツーものや脳トレ本だが、本書の視点はそれとは全く異なる。西洋の文化史を大きく俯瞰しながら、人々の健康観の根底にあるものは何か、それが時代とともにどう変わっていったのか、それぞれの学問をリードしたのは誰だったのか、そんな歴史的に大きな全体像をみせてくれる。昨今の新型コロナウイルスの世界的脅威もあって、歴史上幾度も人間社会を襲ってきた感染症の歴史に関する書籍は、最近いくつも出版されている。しかし、本書のように、より根本的な健康医学について歴史的変遷を大きく捉えた本は、探してみると意外に少ない。

　西洋医学史の中では、イタリア西岸のサレルノの養生所や医

学校のことはよく知られているにしても、それ以外の動きについては意外と知られていなかったことに、本書全体を読み通してみて改めて気づいたりもする。特に日本では「蘭学」といわれる「オランダ医学」についても同様である。冒頭のまえがきでも触れたが、私たち日本人は有名な『解体新書』からオランダの医学や西洋医学を学んだような気がしているが、それは錯覚というか誤解である。当時の日本の江戸時代におけるオランダでの医学の実情については、ほとんど何も伝えていない。そんな基本的なことも、本書を通じて改めて実感する。本書の中にこそ、日本の江戸時代、17、18世紀のオランダの重要な医学者の名前がはっきりとみえてくるのである。

「健康長寿への西洋の医学史」を俯瞰して考えてみれば、その中には自ずと「西洋の養生訓」が見え隠れする。その根底にあるのは医聖たるヒポクラテスからの6つのノンナチュラリアだった。本書はそのことを知る上でも格好の手引きとなるものである。

        \*

　訳者がフローニンゲン大学にリナ・ノエフ女史を訪ねたのは2018年の3月だった。春まだ遠いフローニンゲンの街は寒空の中、運河に浮かぶ船の軋む音が高く響いていた。大学は旧市街の一角にあった。生物学的な老化研究を中心に進めてきた研究者としての寿命もそろそろ尽きる、そんな一抹の寂しさを感じながら、その大学の古い大きな博物館の重い扉を開けて中に

入った。その一角で開催されていた『Gelukkig Gezond!』の展示を丁寧に案内しながら、その時に本書の原本を一冊手渡してくれたリナに、ここで改めて感謝したい。彼女は、この日本語版への翻訳についても快く協力し、特に原著の数々の図版の使用許可をすべて取り揃えてくれて、こちらの作業を軽減してくれた。基礎医学研究と医学史の研究は同じ医学分野とはいえ、考え方も日々の生活の仕方も違う別世界である。しかし「健康長寿」あるいは「老化と寿命」、それぞれが目指す方向性は似たようなもので、リナも私もたぶん同じ星を見ていたのだろうと思う。

　原著はオランダ語と英語が併記してあったので、英語を元に訳出をし、重要な語句についてのみオランダ語を参照した。もとより一般向けにわかりやすく書かれた本なので、訳出で迷うところはそれほどなかったのだが、古典的な英文の引用部分など数カ所迷い悩むところがあった。それについては旧知の友で現在はフリーランス翻訳家の柳沢正臣氏に助けていただいた。ここに記して感謝申し上げる。最後に、本書の編集については原書房編集部の石毛力哉氏に一方ならずお世話になった。謹んでお礼申し上げたい。

2021 年　コロナ禍に惑う初夏

森　望

【編著者】リナ・ノエフ（Rina Knoeff）

　　フローニンゲン大学人間科学部教授。マーストリヒト大学卒、ケンブリッジ大学で歴史学の博士号取得。専門は、近世の医学史、健康医学の文化史、オランダ啓蒙時代の医学と科学史。ライデン大学医学部研究員などを経て現職。著書に"Herman Boerhaave 1668-1738: Calvinist Chemist and Physician"(2003)、"The Fate of Anatomical Collections"(2016) など。

【訳者】森 望（もり・のぞむ）

　　福岡国際医療福祉大学教授。長崎大学名誉教授。東京大学薬学部卒。薬学博士。米国南カリフォルニア大学老年学研究所助教授、国立長寿医療研究センター部長、長崎大学教授（医学部・第一解剖）等を歴任。専門は脳科学、神経老年学。著書に『寿命遺伝子』、翻訳書に『オランダ絵画にみる解剖学』など。

［図説］老いと健康の文化史
西洋式養生訓のあゆみ

●

2021 年 9 月 20 日　第 1 刷

編著者…………リナ・ノエフ

訳者…………森 望

装幀…………伊藤滋章

発行者…………成瀬雅人
発行所…………株式会社原書房

〒 160-0022 東京都新宿区新宿 1-25-13
電話・代表 03（3354）0685
http://www.harashobo.co.jp
振替・00150-6-151594

印刷…………シナノ印刷株式会社
製本…………東京美術紙工協業組合

©Nozomu Mori, 2021
ISBN978-4-562-05944-7, Printed in Japan

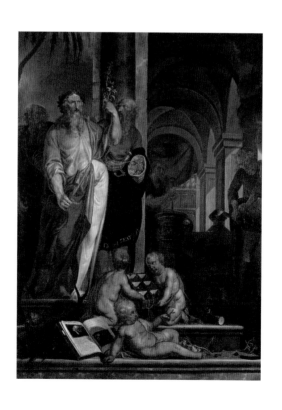